AF568460

R. Sacher

Angeborene Fremdreflexe

Robby Sacher

Angeborene Fremdreflexe

Haltung und Verhalten früh regulieren

2. Auflage

Mit einem Geleitwort von: Prof. Dr. med. Richard Michaelis †, Tübingen

ELSEVIER

ELSEVIER
Hackerbrücke 6, 80335 München, Deutschland
Wir freuen uns über Ihr Feedback und Ihre Anregungen an books.cs.muc@elsevier.com

ISBN 978-3-437-21122-5
eISBN 978-3-437-18145-0

2. Auflage 2018

Wichtiger Hinweis für den Benutzer
Ärzte/Praktiker und Forscher müssen sich bei der Bewertung und Anwendung aller hier beschriebenen Informationen, Methoden, Wirkstoffe oder Experimente stets auf ihre eigenen Erfahrungen und Kenntnisse verlassen. Bedingt durch den schnellen Wissenszuwachs insbesondere in den medizinischen Wissenschaften sollte eine unabhängige Überprüfung von Diagnosen und Arzneimitteldosierungen erfolgen. Im größtmöglichen Umfang des Gesetzes wird von Elsevier, den Autoren, Redakteuren oder Beitragenden keinerlei Haftung in Bezug auf jegliche Verletzung und/oder Schäden an Personen oder Eigentum, im Rahmen von Produkthaftung, Fahrlässigkeit oder anderweitig, übernommen. Dies gilt gleichermaßen für jegliche Anwendung oder Bedienung der in diesem Werk aufgeführten Methoden, Produkte, Anweisungen oder Konzepte.

Für die Vollständigkeit und Auswahl der aufgeführten Medikamente übernimmt der Verlag keine Gewähr.
Geschützte Warennamen (Warenzeichen) werden in der Regel besonders kenntlich gemacht (®). Aus dem Fehlen eines solchen Hinweises kann jedoch nicht automatisch geschlossen werden, dass es sich um einen freien Warennamen handelt.

Bibliografische Information der Deutschen Nationalbibliothek
Die Deutsche Nationalbibliothek verzeichnet diese Publikation in der Deutschen Nationalbibliografie; detaillierte bibliografische Daten sind im Internet über http://www.d-nb.de/ abrufbar.

18 19 20 21 22 5 4 3 2 1

Planung: Ursula Jahn, M. A.
Lektorat und Projektmanagement: Sabine Hennhöfer
Redaktion: Astrid Wieland, Schlüchtern
Satz: abavo GmbH, Buchloe
Druck und Bindung: Drukarnia Dimograf, Bielsko-Biała/Polen
Umschlaggestaltung: SpieszDesign, Neu-Ulm
Titelfotografie: © Colourbox.com

Aktuelle Informationen finden Sie im Internet unter **www.elsevier.de**

Geleitwort

Die Wertung der Eigen- und Fremdreflexe ist ein essentieller Bestandteil neurologischer Untersuchungen. Während die Befundung der Eigenreflexe seit Langem bekannt und akzeptiert ist, kann davon bei den Fremdreflexen keine Rede sein. Der Entwicklungsneurologie und Neuropädiatrie ist es bis heute nicht gelungen, der kaum überschaubaren Zahl an Fremdreflexen eine spezifische klinisch-neurologische Relevanz zuzuordnen, geschweige denn, sich darüber zu verständigen, welche Fremdreflexe als obligatorisch für eine neurologische Untersuchung bei Kindern zu gelten hätten und mit welchen diagnostischen Konsequenzen.

Historisch gesehen hat A. Peiper in seinem immer noch lesenswerten Buch über die „Eigenart der kindlichen Hirntätigkeit" (3. Aufl. 1961) die bis zur Mitte des letzten Jahrhunderts bekannten Fremdreflexe zusammengestellt und soweit wie möglich ihre Phänomenologie und klinisch-neurologischen Befunde beschrieben. Zudem können bei vielen Fremdreflexen deren primäre Funktionen weiterhin nur vermutet werden. Erinnert sei an den Moro-Reflex, dessen motorisches Muster nicht mit einer – oft diskutierten – „evolutionär entstandenen überlebensnotwendigen Umklammerungsreaktion" erklärt werden kann, weil die erste Phase des Reflexes mit einer Extensionsbewegung der Arme und mit dem Öffnen der Hände einhergeht. Oder der Galant-Reflex: Seine eigentliche Funktion ist bis heute nicht wirklich verstanden. Diese Unsicherheiten und Interpretationsspielräume gaben in der zweiten Hälfte des letzten Jahrhunderts Anlass zu teils erbitterten, nahezu ideologischen Auseinandersetzungen, welche Fremdreflexe denn nun in eine pädiatrisch-neurologische Untersuchung aufzunehmen seien und welche ihrer Befunde als unauffällig, auffällig oder pathologisch zu gelten hätten. Die Diskussion über eine, vorwiegend durch Fremdreflexe definierte, frühe Neurologie war damals zudem wesentlich geprägt durch die neurophysiologischen Forschungsschwerpunkte der ersten drei Jahrzehnte des letzten Jahrhunderts: Vor allem an Tierversuchen war gezeigt worden, dass bestimmte sensorische Reize determinierte motorische Automatismen auslösen. Seit dieser Zeit werden die motorischen Phänomene der Fremdreflexe als mehr oder weniger festgelegte Schablonen rezipiert, die in bestimmten Zeitfenstern der kindlichen Entwicklung erscheinen, danach aber normalerweise nicht mehr nachweisbar sind – oder aber zur Sicherung der Gleichgewichtsreaktionen lebenslang aktiv bleiben.

Die wissenschaftlich fundierte Entwicklungsneurologie und Neuropädiatrie verweigerte sich diesem Streit um die „Reflexe". In entwicklungsneurologischen Untersuchungssystemen fanden nur einige wenige von ihnen Aufnahme und nur solche, deren Symptomatik sich im Laufe der Zeit als charakteristisch für bestimmte neurologische Störungen und Erkrankungen erwiesen hatte.

Nach dem heutigen Verständnis der kindlichen Entwicklung wird diese, neben der Genetik, auch von einem hohen Adaptationsvermögen gesteuert. Sollte dieses Prinzip, das für alle lebenden Systeme Gültigkeit besitzt, gerade bei den Fremdreflexen außer Kraft gesetzt sein? Robby Sacher zeigt nun mit seinen Erfahrungen und Überlegungen, dass Fremdreflexe keiner Ausnahme unterliegen: Ihnen ist, wie allen Entwicklungsphänomenen, eine große individuelle, zeitliche und funktionelle Variabilität eigen. Hinzu kommen bereits vorgeburtlich aktive, adaptive Fähigkeiten als schon sehr frühe affektive Lernleistungen. Die Neurologie der Fremdreflexe lässt sich mit einem solchen Ansatz nahtlos in die heutigen Vorstellungen von neuronalen Netzwerken integrieren. Damit ist aber auch eine Position gewonnen, verstehen zu können, welche realen Funktionen Fremdreflexe während ihrer Entwicklung zu erfüllen haben. Dass es bei solch einem Entwicklungsverständnis auch zu vielfältigen frühen und späteren Störungen der normalen Entwicklungsverläufe von Fremdreflexen kommen kann, ist nur konsequent. Ebenso konsequent werden daraus aber auch Vorschläge und Empfehlungen zu diagnostischen und therapeutischen Interventionen abgeleitet und begründet.

Dieses Buch ist ein Meilenstein in der Diskussion über Reflexe und Reflexsysteme. Es setzt damit ganz neue Maßstäbe für alle, die sich in Zukunft mit dem Thema der angeborenen Fremdreflexe zu beschäftigen haben. Denn viele angeborene Fremdreflexe sind nicht mehr nur eine weitgehend determinierte, schablonenhafte Art motorischer Aktionen. Auch sie unterliegen einer individuellen, variablen und adaptiv gesteuerten Entstehung und Entwicklung. Dazu steht ihnen eine frühe, bereits intrauterin existente, somatosensorische und affektive Lernfähigkeit zur Verfügung.

Tübingen, April 2012
Prof. Dr. med. Richard Michaelis †

Danksagung

Herzlichen Dank den Kindern (und deren Eltern) für die freundliche Bereitstellung der vielen Bildaufnahmen.

Mit Herrn Prof. Michaelis verbinden mich zahlreiche Gespräche, Anregungen, unzählige E-Mails und Diskussionen sowie ein sehr kollegiales Miteinander, bei dem ich auch menschlich viel gelernt habe.

Gemeinsam mit meinem Freund und Kollegen Dr. Wuttke wurde so manches Frühstücksgespräch in der Praxis zu einer Diskussionsrunde umfunktioniert, um die neuesten Ideen und Beobachtungen zu besprechen, weiterzuverfolgen, zu verwerfen oder zu korrigieren. Herzlichen Dank auch für die Überlassung einiger Videoclips.

Den Einstieg in die Thematik – vor nunmehr acht Jahren – verdanke ich (neben den täglichen Praxiserfahrungen) Frau Hansen-Lauff und Frau Kesper.

Besonderen Anteil an diesem Buch haben natürlich meine Familie und meine Praxismitarbeiterinnen, die etwa vier Jahre lang geduldig die Fäden im Hintergrund zogen oder mir „den Rücken freihielten". Mein Dank gilt ebenso der Kinderärztin Frau Dr. Bullinger für die vielen Anmerkungen und Korrekturen beim Gegenlesen des Manuskripts.

Frau Inga Dopatka und Frau Julia Glöckner vom Elsevier Verlag sowie insbesondere der Redakteurin (und angehenden Kinderärztin) Frau Astrid Appel gelang es mit viel Engagement und publizistischem Hintergrundwissen, das Projekt auf Papier und schließlich auch auf den Bildschirm zu bringen. Die Videobearbeitung übernahm Herr Oliver Taranczewski (videodesign 24 in Dortmund). Ein Teil der Zeichnungen wurde von meiner Schwägerin und Kunsttherapeutin Frau Sabine Sacher skizziert. Fast alle Zeichnungen wurden von Frau Henriette Rintelen umgesetzt.

Ihnen allen herzlichen Dank, ohne sie wäre das Buch nicht, was es jetzt ist.

Dortmund, April 2012
Dr. med. Robby Sacher

Vorwort

Pädiatrievorlesungen waren auch schon vor mehr als 25 Jahren eigentlich immer recht interessant, einen vernünftigen Platz zu erhaschen war daher schwierig. Einzig beim Thema „Neurologie des Säuglings" lichteten sich schnell die Reihen … Die kaum zu überschauende Fülle von „Primitivreflexen" und ihrer Testungen, dazu noch die ominösen „Waltezeiten" in denen das alles wiederum nur begrenzt gelten sollte, hatten das Publikum bald abgeschreckt – und mir schwante schon Böses für die Prüfung. Wer sollte sich all das merken können, braucht man das überhaupt? Schließlich schien ein junger Säugling doch kaum mehr als ein „Reflexwesen" zu sein, primitiv und inkompetent …

Die Zeit verging (die Frage zu den Reflexen hatte mich in der Prüfung nicht „erwischt") und über allerhand Umwegen landete ich im Rahmen meiner praktischen Tätigkeit wieder bei Kindern und Säuglingen.

Die Grundlagenforschung hat inzwischen viele neue Gesichtspunkte der frühkindlichen Entwicklung zutage gefördert und konsequenterweise wurde nach und nach der Theorie einer genetisch vorgegebenen Reifung die Vorstellung einer Interaktion von Funktion und Entwicklung entgegengesetzt. Reifungsprozesse werden von funktionellen Stimuli begleitet bzw. angestoßen: Entwicklung bedeutet Lernen. Die Diskussion über die funktionelle Bedeutung angeborener Fremdreflexe wird jedoch immer noch von der neurologischen Interpretation ihrer Erscheinungsformen überdeckt. Dabei erlaubt die funktionelle Betrachtungsweise angeborener Fremdreflexe ganz neue Einblicke in Phänomene der frühen und späteren kindlichen Entwicklung. Dieses Umdenken führt zu einem Paradigmenwechsel, nicht nur in Bezug auf ihre entwicklungsneurologische Relevanz.

Wie lernfähig ist ein junger Säugling wirklich und wie vollziehen sich Lernprozesse? Mit dem im Buch vorgestellten Konzept der funktionellen Bedeutung angeborener Fremdreflexe soll nun der Versuch unternommen werden, eine neue Sichtweise auf bekannte Phänomene der Kindesentwicklung zu erhalten. Die Grundlage bilden Analysen angeborener Fremdreflexe und intrauteriner Entwicklungsphasen in Kombination mit dem aktuellen neurophysiologischen Kenntnisstand und in der Praxis überprüfbaren, funktionellen Gegebenheiten, die zweckmäßigerweise in bewegten Bildern festgehalten sind (Videos als „Plus im Web").

Für den interessierten Leser sind den jeweiligen Kapiteln Hintergrundinformationen, Anmerkungen oder Beispiele beigefügt, sie mögen dem besseren Verständnis der dargestellten Funktionsprinzipien dienen. Die zahlreichen Videoanalysen beschränken sich aus Übersichtsgründen auf die wesentlichen, im Text dargestellten Phänomene und geben einen schnell zu erfassenden Über- bzw. Einblick. Die dazugehörigen Abbildungen sind Standbilder. Diese „Screenshots" weisen naturgemäß leichte Unschärfen auf, als Bezug zu den Filmen sind sie jedoch eine wichtige Hilfe. Ein Glossar erleichtert den fachübergreifenden Zugang zum Text und sorgt für eine gemeinsame Sprache (neben der Politik gibt es wohl kaum ein Gebiet, in dem man so schnell aneinander vorbeiredet wie in der Medizin!).

Ausgehend von der Annahme „sie sind, was sie sind" unterliegt unsere Interpretation von polysynaptisch beantworteten sensorischen Informationen den gleichen, teils hypothetischen Grundsätzen der Entwicklungspädiatrie und vieler anderer Fachrichtungen. Künftige Generationen werden darüber vielleicht anders denken … vielleicht …

Dortmund, April 2012
Dr. med. Robby Sacher

Vorwort zur 2. Auflage

Liebe Leserinnen, liebe Leser,

herzlichen Dank, dass Sie dieses Fachbuch so interessiert angenommen haben. Eine neue Ausgabe kommt ja nur zustande, wenn die Vorauflage ausverkauft ist. Ebenso freue ich mich für den Verlag, der sich an ein nicht alltägliches Fachthema herangetraut und zusätzlich ein e-book konzipiert hat.

Die vorliegende 2. Auflage wurde durch zwei Kapitel erweitert und die Terminologie dem schnelllebigen „Zahn der Zeit" angepasst. Drei neue Videosequenzen runden die Thematik ab.

Zwischenzeitlich hat das Konzept der angeborenen Fremdreflexe auch in weitere Fachpublikationen sowie ein Fachbuch für Kinderneurologie und damit in das gegenwärtige Repertoire des Fachgebiets Einlass gefunden. Wie so häufig in der Medizin wird es aber noch Jahre dauern, bis die neu gewonnenen Erkenntnisse im Rahmen der Aus- und Weiterbildung einem breiten Publikum vorgestellt werden. Meinen Kollegen Dr. Marc Wuttke und Dr. Holger Spittank bin ich sehr dankbar, dass sie in zahlreichen Weiterbildungsseminaren das Thema aufgenommen und erläutert haben.

In dankbarer Verbundenheit erinnere ich an Herrn Prof. Richard Michaelis, der im Januar 2017 verstorben ist. Sein großer Erfahrungsschatz, seine unermüdliche Neugier, aber auch sein Ringen um präzise Analysen und Formulierungen, sein Rat und seine Kollegialität werden mir fehlen.

Dortmund im Sommer 2017
Robby Sacher

Benutzerhinweis

Mit diesem Buch möchten wir Leser aus verschiedenen medizinischen und paramedizinischen Berufen erreichen. Da hierbei sehr viele Fachbegriffe verwendet werden, deren Hintergrundwissen nicht allgemein vorausgesetzt werden kann, haben wir ein Glossar eingeführt, das auf einfache Weise erlaubt, auf weiterführende Erklärungen zuzugreifen. Die im Glossar erläuterten Begriffe sind bei ihrem ersten Erscheinen in Blau gedruckt. Somit wird der Lesefluss nicht gestört, aber bei Bedarf erhält man so eben doch den Hinweis, dass nachgeschlagen werden kann.

Abkürzungen

ATNR	asymmetrisch-tonischer Nackenreflex
BERA	brainstem evoked response audiometry
CPG	central pattern generators
ICP	infantile Cerebralparese
ISG	Iliosakralgelenk
LSR	Labyrinth-Stellreflex
LSRn	Labyrinth-Stellreaktion
p.c.	post conceptionem
SIDS	sudden infant death syndrome
STNR	symmetrisch-tonischer Nackenreflex
TLR	tonischer Labyrinth-Reflex
TNR	tonische Nackenreflexe
ZNS	zentrales Nervensystem

Adresse

Dr. med. Robby Sacher
Gemeinschaftspraxis Freistuhl 3
Dr. R. Sacher/Dr. M. Wuttke
Freistuhl 3
44137 Dortmund
www.manmed.info

Inhaltsverzeichnis

I

Teil I Angeborene Fremdreflexe – Entstehung, Entwicklung und Bedeutung

KAPITEL

1 Angeborene Verhaltensweisen

Wie primitiv sind eigentlich „Primitivreflexe“? Sind „frühkindliche Reflexe“ tatsächlich nur im Säuglingsalter zu beobachten, also frühkindlich? Wie unterscheiden sich Reflexe von „Reaktionen“? Für die einen sind angeborene Verhaltensweisen archaische Überbleibsel einer evolutionären Entwicklung oder übernehmen Aufgaben der Überlebenssicherung [Vojta 1988]. Sie würden durch die Reifung höherer Hirnfunktionen ersetzt. Für die anderen bestimmen sie die Facetten der weiteren Persönlichkeitsentwicklung [Goddard 2000].

Neugeborene weisen charakteristische Verhaltensweisen auf, die überall auf der Welt zu beobachten sind. Scheinbar beruhen sie auf „einfachen“ sensomotorischen Verschaltungen: Einem Reiz folgt eine reproduzierbare motorische und/oder vegetative Antwort.

Diese zweckdienlichen reflektorischen Beziehungen von Außenreizen und internem Antwortverhalten beruhen entweder auf Eigen- oder Fremdreflexen bis hin zu Reaktionen oder Automatismen. Doch was sind Reaktionen und Automatismen? Sind es immer nur Außenreize, auf die ein Neugeborenes reagiert? Immerhin ist selbst der Fetus schon sehr zeitig in der Lage, eigene motorische Leistungen als *general movements* (> Kap. 2.2.1) oder *startles* (> Abb. 2.1) zu generieren [de Vries et al. 1982, Prechtl 1984]. Welche Wechselwirkungen bestehen zwischen den jeweiligen Programmen? Wie und ab wann etablieren sich zielmotorische Fähigkeiten? Bestehen Beziehungen zu neuronalen Zentren für die affektive Bewertung und woher wissen Feten und junge Säuglinge, wie sie Umweltreize einordnen sollen? Oder sind sie dazu überhaupt in der Lage?

MERKE

Verhaltensweisen des Neugeborenen basieren unter anderem auf Fremd- und Eigenreflexen sowie spontan generierten motorischen Leistungen.

1.1 Fremdreflexe

Fremdreflexe sind als rasche und stereotype Antworten des Organismus auf einen spezifischen Reiz definiert, wobei Auslöseort und Erfolgsorgan topographisch voneinander getrennt sind [Luhmann 2010]. Ein plötzlich eintreffender, bedrohlich erscheinender visueller Reiz wird z. B. mit einem Lidschluss beantwortet. Ein Gewehrknall lässt uns zusammenzucken.

HINTERGRUND-INFORMATIONEN

Während der monosynaptische Reflexbogen der Eigenreflexe lediglich Erregungen bzw. Entladungen von Alpha-Motoneuronen erlaubt, kann der polysynaptische Reflexbogen der Fremdreflexe auch Hemmungen der Motoneuronen durchsetzen [Haase 1976]. Grund dafür ist der Einbau von sog. Zwischenneuronen in den Fremdreflexkreis, die inhibitorische Eigenschaften haben. Das bedeutet, dass Eigenreflexe wenig variabel, Fremdreflexe hingegen veränderbar sind. Die Reflexzeit und der Reflexerfolg bei Fremdreflexen sind abhängig von der Reizstärke (es treten Summations- und Irradiationserscheinungen – also Ausbreitungen – auf) [Rüdiger 1978]. Fremdreflexe können somit durch die Reizintensität beeinflusst werden und ihr Antwortmuster kann auf andere Regionen übergreifen. Sie lassen sich darüber hinaus auch durch unterschwellige Reize aufsummieren, sodass es erst nach einer Latenzzeit und wiederholter Reizapplikation zu entsprechenden Antwortmustern kommt (Kitzeln, Hustenreiz). Eine neurophysiologische „Zwischenstufe" bilden di- und trisynaptische Reflexe, die durch Aktivierung der Sehnenorgane in Wechselwirkung zu ihren antagonistischen Muskelgruppen stehen.

MERKE

Fremdreflexe sind durch Lerneffekte veränderbar.

In der klassischen Reflexlehre unterscheidet man unbedingte und bedingte Fremdreflexe. Unbedingte Reflexe sind angeboren (z. B. Lidschluss, Greifreflex, Bauchhautreflexe), bedingte Reflexe werden erlernt (konditioniert). Fremdreflexe dienen bei Tieren und Menschen beispielsweise dem peripheren Sicherheitsbedürfnis (Reflexe zur Verteidigung, Flucht, Lage- und Stellsteuerung, Verarbeitung von Schwerkrafteinflüssen), aber auch der Nahrungsaufnahme (z. B. Suche nach einer bestimmten Beute und Nahrung) oder dem Sozialverhalten (u. a. der Fortpflanzung und der Aufzucht des Nachwuchses). Sie haben bis heute ihre Bedeutung nicht verloren und durchbrechen bei Schmerzreizen, unerwarteten Gefährdungen, in Stresssituationen oder bei degenerativen Erkrankungen den Überbau der zentralen motorischen Kontrollsysteme [Sacher und Michaelis 2011–1]. Andere wiederum stellen kutan-viszerale Reflexe dar, wobei Hautreize organbezogene Antworten hervorrufen oder auch viszerale Funktionszustände sich der Haut mitteilen (Head-Zonen, s. a. Segmentmassagen).

Zahlreiche Fremdreflexe zeigen eine mehrsegmentale Aktivierung von Rückenmarksneuronen, die sowohl auf der gleichen als auch auf der gegenüberliegenden Körperseite zu motorischen Antworten führen. Dabei lassen sich z. T. reziproke Muster erkennen. Ipsilateral kommt es neben der Aktivierung der Agonisten zu einer Hemmung der Antagonisten. Kontralateral erfolgt eine ebensolche Verknüpfung, allerdings im umgekehrten Muster [Luhmann 2010]. Beispiele hierfür sind der gekreuzte Streckreflex, evtl. auch der ATNR (➤ Kap. 3.2.3).

HINTERGRUND-INFORMATIONEN

Neurophysiologische Korrelate dieser alternativen Bewegungsmuster sind spontan-aktive spinale Rhythmusgeneratoren (*central pattern generators*, CPG), die die funktionelle Extremitätensteuerung (Beugung/Streckung) über Halbzentren wechselseitig mit der kontralateralen Extremität verbinden [Luhmann 2010]. Sie bilden u. a. die Grundlage der Gangmotorik. Ein externer Reiz kann somit das neurophysiologisch determinierte Programm des Schreitreflexes beim Neugeborenen auslösen. Der spinale Rhythmusgenerator ist in seinem Rhythmus veränderlich und kann durch absteigende Bahnen des Hirnstamms moduliert werden. Darüber hinaus bestehen Verbindungen zu lokomotorischen Zentren des Mittelhirns.

MERKE

Fremdreflexe sind bereits vorhandene oder neu entworfene reflektorische, schnell aufrufbare, polysynaptische Programme, die mehr oder weniger spezifische Verhaltensmuster beinhalten.

Fremdreflexe begleiten seit mehr als 450 Mio. Jahren die Evolution der verschiedensten Spezies [Henatsch 1976]. Dabei handelt es sich um eine teilweise flexible (also anpassungsfähige) polysynaptische Verarbeitung von sensorischen Informationen. Je mehr (Zwischen-)Neurone an der Verarbeitung einlaufender Informationen beteiligt sind, desto variabler wird das Antwortverhalten und somit die Modulationsfähigkeit [Schmidt 1999]. Je komplexer ein Fremdreflex aufgebaut ist, desto höher ist seine Flexibilität. Schließlich „entscheiden" viele Zwischenverknüpfungen über die Art und Weise der Verarbeitung und Beantwortung eines Reizes.

Bedingte Fremdreflexe lassen sich vermutlich über alle sensorischen Modalitäten etablieren. So können selbst Gerüche oder Geschmackswahrnehmungen zu erlernten Antworten führen. Die polysynaptische Reizverarbeitung und -beantwortung schließt dabei affektive Bewertungsareale des limbischen Systems mit ein. Unmittelbare Voraussetzung für die Bahnung von bedingten Reflexen ist also das Sammeln von Erfahrungen. Aus der Verknüpfung eines wiederholten Reizes und der zuvor gemachten Erfahrung folgt ein verändertes Antwortverhalten. Das Antwortverhalten kann dabei verstärkt (positive Erfahrung, Belohnung), unterdrückt (negative Erfahrung, Bestrafung, Vermeidung) oder gänzlich neu erarbeitet werden (gezielter Einsatz von Belohnung und Bestrafung).

Die Konditionierung erworbener Fremdreflexe greift auf die Bewertung von sensorischen Eindrücken zurück. Ein externer Reiz muss dabei eine Relevanz für den Organismus besitzen. Das wohl bekannteste Beispiel hierfür ist der Versuch Pawlows zu Lernmechanismen: Er verknüpfte das Füttern eines Hundes mit einem Glockenton. Nach kurzer Zeit löste auch das alleinige Ertönen der Glocke ein Speicheln des Hundes aus. Das Läuten bedingt Speicheln – ein Lerneffekt! Der initiale (sensorische) Futterreiz musste allerdings adäquat sein (d. h., der Hund durfte nicht satt sein und das Futter musste dem Tier schmecken), um mit dem Glockenton verknüpft werden zu können.

HINTERGRUND-INFORMATIONEN

Eine Erklärung dieser Lernleistung bietet das von dem Psychologen Hebb [1949] entdeckte Zusammenspiel von neuronalen Netzwerken im Rahmen der synaptischen Plastizität. Je häufiger ein Neuron A gleichzeitig mit Neuron B aktiv ist, desto bevorzugter werden die beiden Neuronen aufeinander reagieren („what fires together, wires together"). Bei Säuglingen im Alter von 3 Monaten lassen sich erste Phänomene der Konditionierung von Fremdreflexen unter Einbeziehung von akustischen und visuellen Sinnesreizen nachweisen. Klatscht der Untersucher einige Male in die Hände, so wird ein akustischer Blinzelreflex als angeborener Fremdreflex ausgelöst (*acoustic startle reflex*). Vermeidet man daraufhin das Händeklatschen und führt die Hände lediglich schnell zusammen, so reagiert der aufmerksame Säugling ebenfalls mit einem Augenblinzeln. Ein angeborener Fremdreflex hat hier demnach auf der Grundlage einer zeitgleichen (visuellen) Sinneswahrnehmung zu einem konditionierten Verhalten geführt, das die vorausschauende, sich bahnende Antizipation einer situativen (physikalischen) Entwicklung erfasst.

Zahlreiche Fremdreflexe beziehen sich auf die Bewertung von sensorischen Eindrücken. Dabei handelt es sich um ein Anpassungsverhalten, bei dem der Organismus lernt, bedeutungslose Reize zunehmend zu ignorieren: In kurzem Abstand wiederholte identische Reize führen zur Abschwächung oder vollständigen Unterdrückung des jeweiligen Antwortverhaltens (Habituation). Erst nach gewisser Latenz erfolgt eine „Resensibilisierung" des sensomotorischen Systems mit Wiederauftreten des ursprünglichen Verhaltensprogramms (Dishabituation). Ein einfaches Beispiel ist das „Zusammenfahren" nach einem lauten Knall, einem unerwarteten Bellen eines Hundes oder einem Gewehrschuss. Wiederholte akustische Reize werden dann meist ignoriert bzw. bewusst beantwortet. Erst nach einer unterschiedlich langen Pause tritt das ursprüngliche Schutzverhalten wieder zutage.

Umgekehrt werden bedeutsame Reize zunehmend verstärkt beantwortet (Sensitivierung) [Luhmann 2010, Weiß 2000]. Beispiel hierfür ist die zunehmende Schreckhaftigkeit nach Negativerlebnissen.

Angeborene Fremdreflexe

Die Begriffe „Primitivreflexe", „frühkindliche Reflexe" oder „frühe motorische (primäre) Reaktionen und Automatismen" erfassen weder die Komplexität noch entwicklungsdynamische Veränderungen von angeborenen Verhaltensweisen. Sie sind Überbegriffe für eine sehr heterogene Gruppe von sensomotorischen Interaktionen und unterscheiden sich in der Komplexität ihres Aufbaus. So führt z. B. ein Hautreiz im Bereich der Handfläche zu einem Handschluss. Eine Kopfdrehung kann die muskuläre Anspannung und Haltung der Extremitäten beeinflussen. Ein lautes Geräusch bedingt beim jungen Säugling eine Extremitätenstreckung, Hand- und Augenöffnung mit Rumpfstreckung und ggf. erschrecktem Schreien. Insbesondere das Schreien verdeutlicht Unbehagen, d. h., dass der junge Säugling diesen Reiz auch affektiv-emotional bewertet. Es kommt hier demnach auch zu einer Einbeziehung von anderen (affektregulierenden) Abschnitten des Gehirns.

Angeborene Fremdreflexe sind per definitionem polysynaptisch verschaltet. Sie müssen nach heutigem Verständnis auch modulierbar und damit lernfähig sein: „Mit jeder zusätzlichen Synapse steigt die Variabilität der Reizbeantwortung“ [Schmidt 1999]. Zahlreiche kutane Reflexe besitzen nur wenige Interneurone. Sie sind kaum variabel, nur inhibierbar. Beispiele hierfür sind der Greif- oder der Galant-Reflex.

Da solche lebenslang zur Verfügung stehenden Fremdreflexe veränderlich und anpassbar sind sowie überdies in enger Wechselwirkung stehen, gelingt ihr Nachweis später meist nicht so offenkundig wie im Säuglingsalter.

Wir haben vorgeschlagen, sie konsequenterweise als „angeborene Fremdreflexe“ zu bezeichnen [Sacher und Michaelis 2011–1]. Es handelt sich um eine Gruppe von sehr unterschiedlichen Reflexen, die sich schon intrauterin entwickeln und nach der Geburt zur Verfügung stehen.

Einige Fremdreflexe vernetzen sich sogar äußerst komplex, bis hin zu einer Mitbeteiligung limbisch-neuronaler Anteile.

HINTERGRUND-INFORMATIONEN

Schon in der Embryonal- und frühen Fetalzeit werden spontane Bewegungsmuster durch zentrale Mustergeneratoren (CPG) initiiert. So lassen sich Atembewegungen, Saugphänomene, *startles, general movements,* später auch Mienenspiele u. v. a. m. beobachten (➤ Kap. 2). Im Laufe der Entwicklung werden diese zentralen Mustergeneratoren zunehmend auch mit sensorischen Informationen verknüpft [Barlow und Estep 2006]. Aus spontanen Bewegungsmustern entwickeln sich also sensomotorische Aktivitäten. Dabei ist zu beachten, dass nicht alle spontan hervorgerufenen Bewegungsmuster in Reflexkreise eingebunden werden (z. B. Gähnen). Vermutlich handelt es sich um ein neurophysiologisches Grundprinzip der Entwicklung von angeborenen Fremdreflexen. Konsequenterweise könnten demnach spontan generierte Bewegungsmuster und angeborene Fremdreflexe nebeneinander auftreten. Inwieweit dieses Grundprinzip auch auf die Aktivierung des limbischen Systems anwendbar ist, muss die Zukunft zeigen.

MERKE

Die bisher als „Primitivreflexe" oder „frühkindliche Reflexe" bezeichneten frühen reflektorischen Verhaltensweisen sind weder primitiv noch sind sie ausschließlich im frühen Säuglingsalter zu beobachten. Sie sollten daher durch den Begriff „angeborene Fremdreflexe" ersetzt werden.

HINTERGRUND-INFORMATIONEN

Das limbische System ist ein Neuronenverbund im Gehirn, in dem Bewertungen („finde ich gut, finde ich nicht gut") vorgenommen und Emotionen gebildet werden. Ab Mitte der Schwangerschaft bahnen aufsteigende neuronale Projektionen, ausgehend vom Hirnstamm über limbische und thalamische Neuronenanteile bis hinauf zum Kortex, eine entsprechende Interaktion der neuronalen Verarbeitung und Entwicklung [Schlotmann und Teuchert-Noodt 2010].

Erste Emotionen werden vermutlich schon beim Fetus gebahnt. Sie wurden im Tierversuch für das Angstverhalten nachgewiesen. Nach unterschiedlicher und wiederholter sensorischer Stimulation der verschiedenen Muttertiere konnten nicht nur verschiedene Angstreaktionen beim Nachwuchs beobachtet werden, sondern es kam auch zu morphologischen Veränderungen im Bereich der Amygdala bei entsprechend gestressten Populationen [Rose 2006].

Der Begriff „Epigenetik" wird im Schrifttum sehr unterschiedlich gebraucht. Nach unserem Verständnis handelt es sich dabei um umweltbedingte bzw. eigenregulative Einflüsse, die durch Lernerfahrungen ein Anpassungsverhalten hervorrufen oder funktionelle und z. T. strukturelle Regulationsprozesse initiieren. Einfachstes Beispiel für epigenetisch bedingte strukturelle Umbauprozesse ist die anatomische Veränderung der Schädelbasis und der Halswirbelsäule im späten Säuglingsalter im Zuge der Vertikalisierung [Sacher 2004].

Zum Teil sind Fremdreflexe habituier- oder sensitivierbar [Sacher und Michaelis 2011–1], also zur Gewöhnung oder Verstärkung des Antwortverhaltens befähigt. Sie verfügen somit über eine hohe Lernfähigkeit. Lernen beruht dabei darauf, einen Reiz zu erfahren und zu bewerten, um dann entsprechend zu reagieren, d. h., das eigene Verhalten anzupassen. Interessanterweise wird im weiteren Verlauf der Säuglingsentwicklung nicht nur ein Reiz als solcher bewertet, sondern auch das damit verbundene Antwortverhalten.

Derart modifizierte (also Anpassungen unterliegende) angeborene Fremdreflexe bezeichnen wir als „Reaktionen“. Evolutionsbiologisch und neurophysiologisch basieren sie jedoch auf den Grundprinzipien (polysynaptischer) Fremdreflexe. Beispiele sind die Moro-Reaktion (➤ Kap. 3.1.1) und die Startle-Reaktion (➤ Kap. 3.1.2).

Nach heutigem neurobiologischen Verständnis können Reaktionen nicht „primär“ zur Verfügung stehen, da sie Ausdruck eines Adaptationsprozesses sind, also Erfahrungen unterliegen. Sie basieren u. a. auf anpassungsfähigen Fremdreflexen, die z. T. intrauterine Entwicklungsphasen durchlaufen und hier schon Funktionen erfüllen. Die Überführung solcher Fremdreflexe in Reaktionen ist wie bei allen Lernprozessen fließend.

MERKE

Reaktionen sind erlernte und dynamische Reiz-Antwort-Beziehungen. Sie können im Laufe der weiteren Entwicklung automatisiert werden.

Reaktionen generieren sich

- aus weniger spezialisierten, komplexeren und veränderlichen Fremdreflexen mit Anpassung des Antwortverhaltens
  - infolge der affektiven Bewertung des Auslösereizes (Üben und Vermeiden) intrauterin und in den ersten Lebenswochen (➤ Kap. 3.1, Lernprogramme)
  - oder des reafferenten Antwortverhaltens durch Überarbeitung der Antwortmuster infolge der nach 8–12 Wochen einsetzenden pyramidalen Zielmotorik (➤ Kap. 3.2, Assistenzprogramme) oder
- durch Mechanismen der intentionellen (Ziel-) Motorik im Rahmen der Selbstbestimmung, d. h. aufgrund der Intention („Was möchte ich?"). Dabei werden auch Programmentwürfe automatisiert, die sich nicht aus angeborenen Fremdreflexen generieren.

HINTERGRUND-INFORMATIONEN

Je spezifischer ein Fremdreflex ist, desto weniger variabel ist er. Der visuelle oder mechanische Lidschlussreiz z. B. kann nur inhibiert werden. Die Moro-Reaktion hingegen ist ein weitgehend unspezifisches, komplexes Antwortverhalten auf unterschiedlichste Sinnesreize. So können akustische, visuelle, taktile, labyrinthäre oder propriozeptive Reize dieses Antwortverhalten auslösen. Darüber hinaus ist der junge Säugling in der Lage, durch Änderung seines Ausgangsverhaltens (z. B. Faustung) die Moro-Reaktion zu variieren und somit auch seinen Verhaltenszustand zu stabilisieren. Mehr dazu in ➤ Kapitel 3.1.1.

Motorische Automatismen hingegen sind bei Geburt vorhandene oder schon frühzeitig funktionsfähige Verschaltungen mehrerer angeborener Fremdreflexe auf einen definierten sensorischen Reiz [Sacher und Michaelis 2011–1]. Sie sind rasch abrufbare Programme zur Strukturierung stereotyper, repetitiver und automatisierter Verhaltensmuster und als solche ebenfalls modulierbar. Ein Beispiel ist der Stillautomatismus, bei dem repetitive Walk-Phänomene der Hände den Saugakt begleiten. Dabei scheint die motorische Aktivität der Hände die Mundmotorik zu unterstützen (➤ Kap. 3.2.2 Babkin-Reflex) und gleichzeitig – in Interaktion mit der Mutter – durch „Massieren" der Brust die Milchproduktion zu stimulieren.

Inwieweit angeborene Fremdreflexe präformiert – also genetisch vorprogrammiert – oder intrauterin erworben – also erlernt – sind, ist nicht sicher. Vermutlich spielen für die Entwicklung dieser heterogenen Gruppe von Fremdreflexen sowohl genetische, als auch entwicklungsbedingte Faktoren eine Rolle. Fremdreflexe unterscheiden sich bezüglich ihrer Verarbeitung durch zentrale neuronale Netzwerke – und somit bezüglich ihrer Komplexität – und stehen infolge von Zwängen und Chancen ihrer Wechselwirkung mit dem eigenen Verhalten und Umwelteinflüssen als modulierte Reaktionen weiterhin zur Verfügung oder werden – falls nicht mehr gebraucht – inhibiert, d. h. verlernt oder ersetzt.

Angeborene Fremdreflexe sind gleich nach der Geburt, z. T. aber auch schon intrauterin, funktionsbereit. Von den über 70 verschiedenen, polysynaptisch verarbeiteten sensomotorischen Antwortmustern [Illingworth 1987] sind einige in die pädiatrische Diagnostik gelangt. Ihre Veränderbarkeit, sprich entwicklungsdynamische (und mehr oder minder typische) Modulation oder ihr Nachweis/Verschwinden, erlaubt dabei Rückschlüsse auf die zeitgerechte neurologische Entwicklung [Vojta 1988, Michaelis et al. 1993, Bobath und Bobath 1998].

Dabei ist für viele „frühkindliche Reflexe" jedoch unklar, welche Funktion sie besitzen. Sie werden in den entwicklungsgeschichtlich alten, unteren Regionen des ZNS generiert. Im Laufe der frühen Säuglingsentwicklung verändern sich diese reflektorischen Muster oder sie verschwinden. Die funktionelle Gliederung des ZNS führt dabei jedoch nicht – wie häufig angenommen [Vojta 1988] – zur Verlagerung der Steuerungsfunktionen nach kranial, sodass höher gelegene Abschnitte des Gehirns wie die subkortikalen und kortikalen Regionen variablere, differenziertere Funktionen neu hervorbringen würden. Höhere Funktionsebenen übernehmen vielmehr ergänzende Kofunktionen im Sinne eines „Subsidiaritätsprinzips" [Henatsch 1976] (➤ Kap. 1.4).

Wenig beachtet wurde bisher die Interaktion von sensorischen Informationen. So stehen unterschiedliche Sinneseindrücke mit ihren reflexauslösenden und reflexhemmenden Eigenschaften und selbst Fremdreflexe (z. B. Greifreflex und Moro-Reflex) in Konkurrenz. Beispielsweise kann die Moro-Reaktion durch taktile Reize inhibiert werden (➤ Kap. 3.1.1). Andererseits scheinen manche Schlüsselreize schon intrauterin infolge angeborener Fremdreflexe nicht nur mit motorischen oder vegetativen Antwortarealen kombiniert zu werden. So kann angenommen werden, dass auch psychoaffektive Areale des Hirns an den Verarbeitungsprozessen von Sinnesreizen teilnehmen. Wie sonst ist zu erklären, dass solche Reize schon frühzeitig (z. T. intrauterin) das affektive Verhalten beeinflussen? Allerdings weisen nur wenige angeborene Fremdreflexe eine solche affektive Reizverarbeitung auf. Wenn Sinnesreize frühzeitig sowohl vegetativ/motorisch als auch affektiv verarbeitet werden, dann setzt das eine ebenso zeitige funktionell-topographische Gliederung des ZNS voraus.

HINTERGRUND-INFORMATIONEN

Auch EEG-kontrollierte Versuchsanordnungen bei jungen Säuglingen legen nahe, dass eine funktionell-topographische Gliederung hirnelektrischer Aktivitäten schon bei der Geburt vorhanden ist, die durchaus verschiedene Stimuli reflektieren kann [Davidson und Fox, zit. n. Rothenberger et al. 2008]. So führten verschiedene Geschmacksstimuli nicht nur zu unterschiedlichen Frontalhirnaktivitäten, sondern auch zu divergierenden Gesichtsausdrücken.

1.2 Eigenreflexe

Die Eroberung neuer Lebensräume durch (Wasser-) Vertebraten vor ca. 350 Mio. Jahren stellte deren evolutionäre Entwicklung vor ganz neue Herausforderungen. Wichtigste Aufgabe dabei war die Überwindung der Schwerkraft, um sich an Land zu halten und diese Haltung auch zu verteidigen. Die sich entwickelnden Muskeleigenreflexe mit der Etablierung von Stützprogrammen bildeten die Grundlage für die spätere Bewegungssteuerung [Henatsch 1976].

Der Nachweis von Muskeleigenreflexen gelingt bei extrem Frühgeborenen im Alter von 18 Wochen p. c. [Brown et al. 1997]. Im Gegensatz zu Fremdreflexen erfolgt hier die unmittelbare Verarbeitung von einlaufenden Afferenzen ohne Beteiligung von Zwischenneuronen direkt im Motoneuron mit kurzer Latenz. Reiz- und Erfolgsorgan sind dabei identisch. Da nur ein Neuron (monosynaptisch) in die Verarbeitung der eintreffenden Information einbezogen wird, folgt in Abhängigkeit von der Empfindlichkeit (Reizschwelle) eine stereotype Antwort. Bekanntestes Beispiel ist der Patellarsehnen-Reflex.

HINTERGRUND-INFORMATIONEN

Neueste Erkenntnisse zur Arbeitsweise von spinalen Prämotoneuronen und Motoneuronen weisen auf eine Integrationsfunktion der Muskeltonussteuerung hin, die sich zwar supraspinal mitteilt, jedoch einen autonomen Charakter für die Ruhetonussteuerung besitzt [Illert 2008]. Mit anderen Worten: Auch peripher gelegene Motoneurone sind in begrenztem Maße über ihre eigene Reizschwelle zur Selbstregulation befähigt.

Voraussetzung für die Etablierung von Eigenreflexen als System zur Überwindung der Schwerkraft war die Entwicklung eines geeigneten Rezeptororgans mit anfangs einfachen mechanosensiblen Nervenendigungen. Die unterschiedliche Verteilung der sich später daraus entwickelnden hoch differenzierten Muskelspindeln im Bewegungsapparat ist letztlich Ausdruck ihrer posturalen (Haltungs-) Funktion [Henatsch 1976]. Der Autor betont dabei ausdrücklich ihre initiale phylogenetische Bedeutung für die antigravitatorische Haltesicherung bei Landvertebraten, die noch weit vor der Gewährleistung von Bewegungsabläufen das Überleben an Land sicherte.

Weitere Bedingung für das Überleben an Land war die Etablierung einer äußerst präzise gesteuerten gelenkigen Verbindung zwischen Kopf und Rumpf. Sie war notwendig geworden, um einerseits die Nahrungsaufnahme zu garantieren und um andererseits schnellstmöglich Gefahren zu erkennen oder die emotionale Stimmung eines Gegenübers als Prozess der kommunikativen Kopfhaltung zu erfassen [Sacher und Michaelis 2011–3]. Diese Anpassung der Kopf-Körper-Stellung fiel im Wesentlichen der Kopfgelenkregion zu, die später um Seitneige- und Drehbewegungen erweitert wurde. Die überproportional hohe Zahl der hier anzutreffenden Muskelspindeln [Wolff 1996] führte zur Etablierung eines sensorischen Systems für die Analyse der Kopf-Körper-Stellung sowie der nachfolgenden Anpassung der Haltesteuerung. Diese Kombination aus regionaler Mobilität und hoher sensorischer Kompetenz war notwendig geworden, da im Gegensatz zu den Wasservertebraten mit fester Kopf-Körper-Beziehung die Informationen über die Kopfstellung allein (u. a. Labyrinth und visuelles System) nicht ausreichten, um die Körperstellung im Raum zu bestimmen. Schon hier kommt die reflektorische Regulation von Haltung und Bewegung zum Ausdruck, ohne dass bewusste Kontrollinstanzen eingreifen müssen. Sie begegnen uns heute u. a. als tonische Nackenreflexe (➤ Kap. 3.2.3) und Hals-Stellreaktionen (➤ Kap. 3.2.5).

HINTERGRUND-INFORMATIONEN

Möglicherweise handelt es sich bei den hier angesiedelten tonischen Nackenreflexen um ursprüngliche Eigenreflexe, die sekundär Anschluss an zentrale Zwischenneurone erhielten. Für diese Hypothese sprechen ihre Abhängigkeit vom Entladungsmuster der Muskelspindeln im hochzervikalen Bereich, phylogenetische Aspekte ihrer Entstehung sowie ihre Funktion.

MERKE

Eigenreflexe sind phylogenetisch jüngere Reflexe, Reiz- und Antwortort sind identisch. Es bestehen enge Wechselwirkungen mit Fremdreflexen, insbesondere bezüglich Haltung und Bewegung, da diese unter Schwerkraftbedingungen durch Eigenreflexe abgesichert werden müssen.

1.3 Überarbeitung des Reflexverständnisses

Nach Auffassung der klassischen Reflexlehre sind Reflexe rasche und stereotype Antworten des Organismus auf einen spezifischen Reiz. Trifft diese Definition mit Abstrichen noch auf die erwähnten Eigenreflexe zu, so sind Fremdreflexe doch zu sehr viel mehr Variabilität und Veränderlichkeit befähigt:

- Es können aus verschiedenen Schlüsselreizen identische motorische und vegetative Antwortmuster resultieren (Prinzip der polysensorischen Konvergenz, ➤ Kap. 1.5).
- Unterschiedliche Sinneseindrücke stehen mit ihren reflexauslösenden und reflexhemmenden Eigenschaften in Interaktion z. T. auch in Konkurrenz; aus ihnen ergeben sich im Zuge von Lernprozessen Reaktionen.
- Verschiedene angeborene Fremdreflexe weisen eine affektive Bewertung von sensorischen Schlüsselreizen auf, es handelt sich also auch um affektive Antworten auf sensorische Reize.
- Mehrere Fremdreflexe können sich superponieren oder gekoppelt werden; falls sie durch identische Schlüsselreize ausgelöst werden, resultieren Automatismen.
- Verschiedene Fremdreflexe treten als zeitlich begrenzte Assistenzprogramme im Sinne von sensomotorischen Steuerungshilfen in bestimmten Entwicklungsphasen auf (z. B. Galant-Reflex).
- Sie sind – je nach Funktion – habituierbar oder nicht habituierbar, sensitivierbar oder nicht sensitivierbar.
- Eine fehlende Habituation auf Umweltreize kann durch Überlagerung von tonusregulierenden Funktionen (z. B. Moro-Reaktion und Faustungstendenz) kompensiert werden, sodass das Antwortverhalten schwächer wird oder unterbleibt.
- Spontan generierte Bewegungsmuster scheinen sekundär Anschluss an sensorische Verarbeitungssysteme zu erhalten und dann als reflektorische Verhaltensmuster zur Verfügung zu stehen – demnach könnten sich angeborene Fremdreflexe auch intrauterin entwickeln.

Einige haltungsregulierende Fremdreflexe basieren u. a. auf der Aktivität von Eigenreflexen, sodass auf eine strikte Trennung verzichtet werden muss. Verschiedene angeborene Fremdreflexe sind in die physiologische Halte- und Bewegungssteuerung „eingewebt“, also integriert.

MERKE

Angeborene Fremdreflexe sind weit mehr als lediglich motorische Antworten auf sensorische Reize. Sie initiieren und unterstützen Lernprozesse, haben Auswirkungen auf das affektive und vegetative System. Sie sind daher auch Ausdruck einer sich vernetzenden, adaptiven sensomotorischen Entwicklung.

1.4 Subsidiaritätsprinzip

Werden die zeitig funktionsfähigen reflektorischen Kopplungen von Reiz-Antwort-Beziehungen – sprich angeborene Fremdreflexe – im Laufe der Säuglingsentwicklung einfach ausgeschaltet? Immerhin lassen sie sich nur in zeitlich begrenzten „Waltezeiten“ (➤ Kap. 4.1) in ihrer klassischen Art und Weise als „frühkindliche Reflexe“ beobachten.

Henatsch [1976] hat das „Subsidiaritätsprinzip“ zur vereinfachten Erklärung von Interaktionen zentraler neuronaler Netzwerke herangezogen, da es letztlich auch auf die Wechselwirkungen von (sub-)kortikalen und tiefer gelegenen Hirnabschnitten übertragbar ist.

HINTERGRUND-INFORMATIONEN

Dieses Prinzip leitet sich ursprünglich von gesellschaftlichen Organisationsformen des staatlichen Handelns ab. Im Zentrum steht dabei die weitgehende Eigenverantwortlichkeit von Städten, Gemeinden oder Kommunen für das gesellschaftliche Zusammenleben. Der Staat kann zwar Rahmenbedingungen festlegen und ggf. helfend eingreifen, tut dies aber nur, wenn die lokale Autonomie solche Aufgaben nicht erfüllen kann.

Auch die Integration von angeborenen Fremdreflexen, deren neuronale Funktionsebene zumeist in den entwicklungsgeschichtlich alten Abschnitten des ZNS zu finden ist (u. a. Stammhirn und Mittelhirn), unterliegt diesem Steuerungsprinzip. Dabei passen zunehmend funktionstüchtige, höher gelegene Abschnitte des Hirns das Antwortverhalten auf sensorische Reize den Notwendigkeiten der Kindesentwicklung an.

Die Modulationsfunktionen zentraler neuronaler Netzwerke sowie die unterschiedliche Flexibilität von Fremdreflexen führen auf der Grundlage zentraler Programmentwürfe zur Ökonomisierung des sensomotorischen Systems. Verhaltensmuster, die sinnvoll erscheinen, also noch gebraucht werden, können belassen oder verändert werden. Andere, die ihre Funktion bereits erfüllt haben, nicht mehr benötigt werden oder sinnvoll zu ersetzen sind, werden gehemmt. So erfolgt beispielsweise bei der Integration angeborener Fremdreflexe keine Übernahme ihrer Funktion durch höher gelegene Zentren, sondern – je nach Bedarf und Zweckmäßigkeit – ihr Einbau im Globalsystem [Gschwend 2000], ggf. ihre Modulation mit Überführung in Reaktionen, ihre Koordination, Kopplung bis hin zur Inhibition.

MERKE

Angeborene Fremdreflexe werden nicht einfach ein- oder ausgeschaltet, sondern differenziert beeinflusst, d. h. neuronal integriert.

HINTERGRUND-INFORMATIONEN

Letztlich begegnet uns das Subsidiaritätsprinzip auch beim automatisierten Autofahren. Eingeübte Programme ermöglichen ein „unbewusstes“ Autofahren. Erst visuelle oder akustische Reize zwingen den Fahrer, wieder bewusst einzugreifen: Gelegentlich „ertappt“ man sich, mit den Gedanken ganz woanders gewesen zu sein. Zwar fahren (zumindest die meisten) Autofahrer nicht mit dem Stamm- oder Mittelhirn, doch lassen sich die Zusammenhänge so recht gut veranschaulichen.

Auch die akademische Trennung von pyramidaler und extrapyramidaler Motorik ist letztlich ein neuroanatomisches Konstrukt, das jedoch auch unscharf zu trennende neurofunktionelle Hintergründe hat. In biologischen Systemen lassen sich pyramidale und extrapyramidale Leistungen nicht trennen [Henatsch 1976]. Im **extrapyramidalen System** finden sich alle motorischen Steuerungsvorgänge wieder, die nicht über die Pyramidenbahn reguliert werden. Sie werden von unterschiedlichen Arealen und Kerngebieten des ZNS generiert (u. a. auch motorischer Kortex, Basalganglien). Dabei handelt es sich um koordinative und tonusregulierende Leistungen sowie weniger fein dosierte Bewegungsabläufe und Komplexbewegungen. Im Zusammenspiel mit optischen, taktilen, labyrinthären und propriozeptiven Informationen und Regulationszentren ergeben sich Korrekturprogramme sowohl für die Halte- und Stellsteuerung als auch für die Gewährleistung der Harmonie von Bewegungen. Im Gegensatz dazu übernimmt das **pyramidale System** eher fein dosierte Bewegungen und bedient auch die individuelle und gezielte Abstimmung von koordinativen Untersystemen.

Die Verflechtung von pyramidaler und extrapyramidaler Motorik lässt eine gezielte Kombination von koordinierten Komplexbewegungen zu. So ist die Bewegungsausführung hier durch unwillkürliche Halte- und Bewegungsprogramme abgesichert. Beide Steuerungssysteme besitzen also willkürliche und unwillkürliche Anteile.

Aus didaktischen Gründen sei dennoch gestattet, für die Beschreibung überwiegend unbewusster motorischer Steuerungsfunktionen, beispielsweise der Haltesicherung, den Begriff **„nichtintentionelle Motorik"** oder „nichtintentionelles motorisches System" zu verwenden. Diese Leistung entspricht in großen Teilen dem extrapyramidalen System und baut auf reflektorisch-reaktiven Mechanismen auf. Hingegen sind intentionelle Handlungen (**„intentionelles motorisches System"**) bewusst auszuführende Programme, bei denen sich der Anteil an pyramidaler Steuerung erhöht. Das Aufrufen von gespeicherten Programmentwürfen ist ein Ausdruck der engen Verknüpfung beider Systeme [Henatsch 1976]. Darüber hinaus ermöglicht Üben die Etablierung und Automatisierung von neuen intentionellen motorischen Handlungen mit zunehmender Übernahme in das nichtintentionelle motorische System – wie beim „geübten" Klavierspieler. Auch hier sind pyramidale und extrapyramidale Leistungen eng miteinander verknüpft. Dieser Aspekt ist von besonderer Bedeutung, da der junge Säugling über eine Reihe von angeborenen Halteprogrammen verfügt, die durch Lernprozesse infolge intentioneller pyramidaler Leistungen moduliert und überarbeitet werden.

1.5 Polysensorische Konvergenz und motorische Antwort

Der junge Säugling verfügt schon sehr zeitig über eine hohe Bandbreite von Sinneseindrücken zur Eigenwahrnehmung (taktil, propriozeptiv, labyrinthär, Geschmack), zur Raumwahrnehmung (auditiv, visuell, Geruch) und für das Vegetativum (Hunger, Durst etc.). Sie müssen verarbeitet und ggf. motorisch beantwortet werden. Dieser Vielzahl unterschiedlicher sensorischer Informationen stehen intrauterin und postpartal nur äußerst begrenzte Möglichkeiten der motorischen (und affektiv-emotionalen) Antwort zur Verfügung.

Eine Form dieses Reiz-Antwort-Verhaltens basiert auf der Etablierung von sensomotorischen Fremdreflexen. Dabei werden die efferenten motorischen Muster vereinheitlicht. Beispielsweise gleicht die motorische Leistung des Galant-Reflexes der motorischen Reaktion des Säuglings bei Kopfwendung in Bauchlage (Hals-Stellreaktion ➤ Kap. 3.2.5) bzw. der frontalen Labyrinth-Stellreaktion (➤ Kap. 3.2.8).

Der taktilen sensorischen Stimulation beim Galant-Reflex (Hautreizung neben der Wirbelsäule) folgt also eine vergleichbare motorische Antwort wie bei einem veränderten propriozeptiven Entladungsmuster der Halsregion oder im Bereich der Labyrinthe. Durch Kombination und Superposition entwickelt sich jedoch ein variables Antwortschema. Dieses Prinzip der interneuronalen multisensorischen Konvergenz ist aus der Neurophysiologie gut bekannt [ten Bruggencate und Dieringer 2005].

MERKE

Der Vielzahl von spezifischen Reizen steht am Lebensanfang nur eine begrenzte Auswahl von kombinierbaren motorischen Antwortmustern gegenüber.

Der Organismus verfügt über generelle Antwortmuster, die durch verschiedene Auslösereize in mehr oder minder typischer Weise abrufbar sind. Mit der Zeit ist der junge Säugling dann in der Lage, durch Kombination von unterschiedlichen Bewegungsmustern eine variable Verhaltensanpassung auf Umwelteinflüsse zu realisieren und so zunehmend in Kontakt zu treten. Somit erklärt sich die

Fülle beobachteter Säuglingsreflexe und Reaktionen [Peiper 1963].

Dieses ökonomische Grundprinzip der Verhaltenssteuerung wird vor dem Hintergrund der Begrenztheit des genetischen Codes verständlich. Die kontinuierliche, z. T. auch sprunghafte Entwicklung differenzierter motorischer Fähigkeiten und Fertigkeiten im Kindesalter wirkt sich auf die verfeinerte sensorische Interaktion mit der Umwelt, aber auch als Lernprozess im Sinne der Selbsterfahrung aus. Stehen differenzierte Antwortmuster zur Verfügung, so werden sie auch aufgrund differenzierter Wahrnehmungsinformationen eingesetzt.

MERKE

Aus einer differenzierten Sensorik resultiert ein variables Antwortverhalten, ebenso wie die Schulung des Antwortverhaltens mit einer zunehmend differenzierten Sensorik einhergeht. Motorische Entwicklungsverzögerungen sind immer auch Hemmschuhe der Wahrnehmung, denn sie schränken die Weiterentwicklung einer subtilen kinästhetischen Sensorik ein.

Wahrnehmung und Reflexverarbeitung

Das motorische System unterliegt in besonderem Maße propriozeptiven Informationen. Sie dienen einerseits der Meldung einer Ausgangslage, andererseits erlauben sie (reafferent) die Kontrolle der Bewegungsdurchführung.

HINTERGRUND-INFORMATIONEN

Propriozeptoren finden sich in Strukturen des Bewegungsapparats wie der Muskulatur (Muskelspindeln), im Gelenk- und Bandapparat sowie in bindegewebigen Strukturen. Als Ausdruck der Tiefenwahrnehmung signalisieren sie den Spannungszustand dieser Gewebe bzw. deren Spannungsänderungen. Die Funktion des propriozeptiven Systems lässt sich indirekt an der muskulären Vorspannung (hypoton/hyperton), am Spannungszustand der regionalen Muskulatur und des Bindegewebes, aber auch an der aktiven und passiven Beweglichkeit nicht fehlgebildeter Gelenke ablesen. Dafür eignen sich die vergleichenden Beobachtungen bei Lageprovokationen, aber auch Palpationsuntersuchungen, sprich aufmerksam fühlendes Abtasten.

Da angeborene Fremdreflexe einerseits als initiales System der Afferenzverarbeitung anzusehen sind und andererseits zumeist auf motorischen Antworten basieren, die ihrerseits wiederum Wechselwirkungen mit dem propriozeptiven System unterliegen (mono- und polysynaptisch), können ihr Erscheinungsbild und ihre Integration durch Störungen der Informationsverarbeitung – und hier insbesondere der Propriozeption – beeinflusst werden.

Propriozeptive Störungen wirken sich nicht nur auf die Informationsbeschaffung aus. Sie sind gleichzeitig Ausdruck einer Störung der – sie beherbergenden – motorischen Effektoren. Hier angesiedelte Dysfunktionen haben demnach Auswirkungen auf beide Schenkel (afferent und efferent) der Sensomotorik.

MERKE

Die Integration von Fremdreflexen ist abhängig von Afferenz, Verarbeitung und Efferenz.

Störungen in Teilbereichen der Wahrnehmung können demzufolge den Einbau und die Anpassung solcher Reiz-Antwort-Beziehungen – trotz Unversehrtheit der Verarbeitungssysteme (also ohne zentralneurologische Erkrankungen) – erschweren.

Die jahrelange Fokussierung der neuropädiatrischen und entwicklungsneurologischen Untersuchung von Säuglingen und Kindern auf ihre motorischen Fähigkeiten (als Ausdruck zentralnervöser Mechanismen) wurde diesen Wechselwirkungen nur bedingt gerecht. Insbesondere die Frühdiagnostik sensorischer, aber auch reaktiver, affektiver Leistungen (was mag das Kind, wo besteht Abneigung, was gelingt nicht – und warum?) mit Etablierung entsprechender rehabilitativer Verfahren (Säuglingsmassage, Manuelle Medizin, „Elternführerschein") kennzeichnet nun ein Umdenken im pädiatrischen Alltag. Dabei ist die Untersuchung und ggf. Interpretation solcher Auffälligkeiten jedoch nicht immer leicht und erfordert viel Erfahrung.

Die Überprüfung des sensorischen Systems sollte sich nicht nur auf auditive und visuelle Wahrnehmungsbereiche beschränken. So sind auch taktile und kinästhetische (d. h. die Kombination von propriozeptiven und labyrinthären) Wahrnehmungsqualitäten analysierbar, um sensomotorische Störungen aufzudecken und zu differenzieren. Beispiele hierfür sind die Halte- und Lageasymmetrien junger Säuglinge infolge propriozeptiver Dysfunktionen (➤ Kap. 5.3) oder taktile Überempfindlichkeiten. Dabei signalisieren die verzögerte Integration von angeborenen Fremdreflexen oder atypische Antwortmuster nicht immer eine zentrale Regulationsstörung.

Die Kenntnis der neurophysiologischen Steuerungsmechanismen angeborener Fremdreflexe erlaubt in der Zusammenschau mit der neurologischen und kinesiologischen Untersuchung sowie der spontanmotorischen Entwicklung eine weitgehende Differenzierung. Hier gefundene Abweichungen sind somit – abgesehen von zentral-neurologischen oder genetischen Erkrankungen sowie Stoffwechselstörungen – als sensomotorische Dysfunktionen aufzufassen und zu diagnostizieren. Sie können ggf. als „periphere Koordinationsstörungen" – also ohne Vorliegen einer Erkrankung des ZNS – eingeordnet werden.

HINTERGRUND-INFORMATIONEN

So lassen sich bei Neugeborenen, die aus einer Steißlage entbunden wurden, im Traktionsversuch oder im Axillarhang vermehrt steife Streckhaltungen der unteren Extremitäten beobachten. Vojta [1988] erklärte dieses Phänomen mit einer veränderten Propriozeption im Hüft-Becken-Bereich durch die Geburt: *„Ein nichtgestörtes ZNS wurde durch eine Veränderung der afferenten Informationsversorgung zu einer nichtnormalen Reaktion gezwungen."* Ähnliches gilt für den phasischen Streckreflex der Beine (Fersen- oder Fußwurzelreflex), der infolge funktioneller Störungen im Bereich des Beckenrings auch bei ansonsten unauffälligen Säuglingen noch jenseits des ersten Trimenons abgeschwächt nachweisbar ist.

MERKE

Propriozeptive Dysfunktionen können Auswirkungen auf den afferenten Reflexbogen haben. Sie signalisieren gleichzeitig unverhältnismäßige Spannungsänderungen, die auch den efferenten Schenkel der Motorik negativ verändern.

Die Einbeziehung von affektiven Verhaltensweisen in die Diagnostik, beispielsweise bei schnellen Lageänderungen des Säuglings oder Kleinkindes, sollte als Zeichen seiner (un-)angepassten Reaktionsbereitschaft des sensomotorisch-affektiven Systems – vor dem Hintergrund der jeweiligen situativen Einflüsse – gewertet werden. So können Abneigung oder Freude in Verbindung mit den zu beobachtenden motorischen Reaktionen Rückschlüsse auf die Verarbeitung entsprechend applizierter Reize bieten. Dies gilt auch für die weitere Kindesentwicklung.

KAPITEL

2 Einfluss der zentralen Tonusregulation auf intrauterine Entwicklung und erste Lebensmonate

2.1 Einleitung

Das Verständnis der Entwicklung des jungen Säuglings und der Integration angeborener Verhaltensweisen ist untrennbar mit den Vorgängen des intrauterinen Lebens verbunden.

Erste systematische Untersuchungen der Morphologie und der neurophysiologischen Gegebenheiten bei Embryonen und Feten erfolgten zu Beginn und Mitte des vergangenen Jahrhunderts. Sie wurden nach Operationen von Extrauteringraviditäten an nicht überlebensfähigen Frühgeborenen durchgeführt oder auch nur durch Tasten bzw. Auskultieren von Schwangeren erhoben.

Schon Preyer [1885] stellte fest, dass die motorische Aktivität von Embryonen einige Tage vor Beginn ihrer sensomotorischen Antwortbereitschaft beginnt. Mit Einführung der Sonografie ergab sich eine Fülle von neuen Erkenntnissen über die intrauterine Entwicklung. Moderne 4-D-Ultraschallgeräte, mit denen Bewegungen des Kindes in Echtzeit dargestellt werden können, erlauben ungeahnte Einblicke in die zuvor verborgene Welt der menschlichen Ontogenese.

Die nachfolgende Zusammenstellung ausgewählter Eckpunkte des intrauterinen Lebens basiert auf Veröffentlichungen von Hooker [1952], Humphrey [1964], de Vries et al. [1982], Allen und Capute [1986], Blechschmidt – zit. n. Veröffentlichungen der Bundesärztekammer [1991], Connolly und Forssberg [1997] sowie Einspieler et al. [2008] und Bindt et al. [2008]. Anmerkung: Die Angaben variieren je nach Autor und Untersucher geringfügig.

HINTERGRUNDINFORMATIONEN

Der Zeitpunkt der jeweiligen Entwicklungsabschnitte bezieht sich auf das Konzeptionsalter *post conceptionem* (p. c.), also das Alter in Wochen ab der Befruchtung der Eizelle.

Berechnet man das Kindesalter vom Zeitpunkt der Befruchtung an (also 2 Wochen nach der letzten Menstruation), so beträgt die Schwangerschaftsdauer 38 Wochen.

Die intrauterinen Entwicklungsstadien werden wissenschaftlich eingeteilt in:

- 1. Trimenon:
  - Der **Befruchtungsvorgang** mit Imprägnation und Formation des neuen Genoms erstreckt sich über mehrere Tage.
  - Die **Blastenzeit** umfasst den Entwicklungsablauf zwischen Befruchtung und dem ersten Auftreten axialer Strukturen im Keimling am 16. Tag p. c.

- Die **Embryonalzeit** bis zum Ende der 8. Woche p. c. umfasst die Entwicklungsphase, in der die großen Organsysteme als Anlage entstehen und sich in Organe untergliedern. Sie gilt als Formungsphase, wenngleich sich beim Embryo auch schon eine Vielzahl von funktionellen Phänomenen nachweisen lassen.
- 2. Trimenon:
  - Die **frühe Fetalzeit** (9.–12. Woche p. c.) als Fortsetzung der Formbildungsvorgänge.
  - Die **mittlere Fetalzeit** (13.–24. Woche p. c.) mit Differenzierung u. a. des peripheren und zentralen Nervensystems.
- 3. Trimenon: die **späte Fetalzeit** (25. Woche p. c. bis zur Geburt), die durch weitere Reifungs- und Entwicklungsvorgänge charakterisiert ist.

Da sich diese Einteilung überwiegend auf die morphologische Differenzierung bezieht und insbesondere funktionelle Entwicklungen weitgehend unberücksichtigt bleiben, folgen wir den Entwicklungsstadien nach Brown et al. [1997]. Sie basieren auf Untersuchungen an (z. T. extrem) Frühgeborenen und richten sich nach den vorherrschenden Gegebenheiten der zentralen muskulären Tonussteuerung. Außerdem soll gezeigt werden, dass Reifungsprozesse immer mit funktionellen Anpassungen einhergehen und umgekehrt funktionelle Entwicklungsreize zu Reifungsprozessen führen. Darüber hinaus ist die Fetalzeit von Lernprozessen geprägt, die sich nicht mit überwiegend genetisch präformierten Vorstellungen einer Reifung vereinbaren lassen.

HINTERGRUNDINFORMATIONEN

Die Wechselwirkung zwischen Reifung und funktioneller Entwicklung ist durch die Grundlagenforschung bestätigt worden. Die hochdynamische Neuro- und Synaptogenese der fetalen Hirnentwicklung ist als Struktur-Funktions-Kopplung aus der Plastizitätsforschung bekannt [zit. n. Schlotmann und Teuchert-Noodt 2010]. Sie wird u. a. durch die Interaktion von Mutter und Kind in der Schwangerschaft beeinflusst und ist aktivitätsabhängig. So werden Nervennetze nicht willkürlich angelegt, sondern späteren sensorischen, motorischen und assoziativen Arealen zugeordnet und in ihrer Ausdehnung sowie primären Qualität bereits zusätzlich über epigenetische Faktoren determiniert. Dabei wurden die Auswirkungen des genetischen Codes, so die Autorinnen, auf die Nachkommen in der Vergangenheit weit überschätzt: *„Vererbte Gene sind über äußere Einflüsse wie Verhalten und Umweltbedingungen steuerbar und entfalten ihre Wirkung nur unter ganz bestimmten Umständen."* So hat z. B. mangelnde Zuwendung unter Säugetieren Auswirkungen auf die Methylierungsmuster für Neurone im limbischen Hippokampus. Dadurch wird ein entscheidendes Gen für die soziale Entwicklung ausgeschaltet. Ähnliche epigenetische Manipulationen ließen sich bei Kindern nachweisen, die per primärem Kaiserschnitt zur Welt kamen. Auch hier fand sich eine erhöhte Methylierungsrate (und damit eine Ausschaltung) von DNA-Sequenzen, die allerdings für andere Schlüsselfunktionen verantwortlich waren [Schlinzig et al. 2009].

2.2 Entwicklungsabschnitte

2.2.1 4.–8. Woche p. c.

In der 4./5. Woche der Embryonalzeit lassen sich erstmals rhythmische Kontraktionen der Herzanlage nachweisen. Interessant dabei ist, dass das Herz seine funktionellen Aufgaben weit vor seiner endgültigen morphologischen Differenzierung aufnimmt.

Wenige Tage später können Seitneigungsbewegungen des Kopfs beobachtet werden. Sie sind Ausdruck der Neurogenese, also der Entwicklung des Nervengeflechts, die bereits in den Wochen zuvor im Rückenmark beginnt, sich mittlerweile in Richtung Hirn zum Mesenzephalon und Dienzephalon aber auch zum Neokortex erstreckt [Teuchert-Noodt und Lehmann 2008] und ebenso zunehmend tiefer gelegene Abschnitte des Rückenmarks einbezieht. Der Embryo ist nun in der Lage, auf Hautberührungen motorisch zu reagieren. Die sensomotorische Aktivität beginnt im Bereich der Lippen und der Nase und dehnt sich nach und nach auf den ganzen Körper aus.

Ab dem Alter von 7–8 Wochen treten spontane generalisierte Bewegungen auf. Sie können als sog. *general movements* bzw. *startles* differenziert werden (➤ Abb. 2.1). Dabei sind *general movements* eher langsame Bewegungsabläufe, die komplexer zusammengesetzt sind. Hingegen handelt es sich bei *startles* zwar auch um motorische Phänomene des ganzen Körpers, sie laufen jedoch schneller ab und haben eine vermehrt phasische Komponente [de Vries et al. 1982].

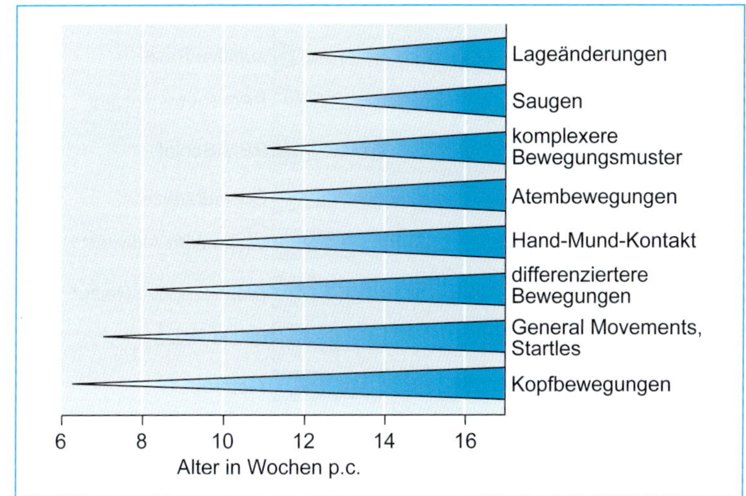

Abb. 2.1 Frühe intrauterine motorische Aktivität [L106].

HINTERGRUND-INFORMATIONEN

Neurophysiologisches Korrelat dieser vorerst rein motorischen Phänomene dürften spontanaktive Neuronenverbände (➤ Kap. 1.1, CPG) sein [Prechtl 1984, 1989, 1997], die im Laufe der Evolution ihre Reizschwelle auf Null verringert haben [Gschwend 2000].

Gegen Ende der 8. Woche ist der Embryo in der Lage, isolierte Arm- und Beinbewegungen auszuführen. Rhythmische Kontraktionen des Zwerchfells erfassen den ganzen Embryo, der erste Schluckauf stellt sich ein.

2.2.2 9.–17. Woche p. c. – 1. Stadium der Flexorenförderung

Extremst Frühgeborene zeigen in diesem Konzeptionsalter ein Tonusmuster mit verstärkter Flektion und Adduktion der Extremitäten (➤ Abb. 2.2, ➤ Abb. 2.10 a). Auf taktile Reize reagiert das Frühgeborene mit Beugemustern, kutane Streckreaktionen fehlen.

Sonografisch lassen sich bei Feten erste Kopfrück- und später Kopfvorbeugebewegungen nachweisen. Es folgen initiale Kopfdrehungen bis hin zum Hand-Gesicht-Kontakt. Mit 10 Wochen erscheinen Atembewegungen, kurze Zeit später Gähn- und Streckepisoden. Der Fetus beginnt zu saugen und Amnionflüssigkeit abzuschlucken sowie Urin auszuscheiden.

Komplexe Bewegungsmuster führen zu Körperdrehungen, die *general movements* verstärken sich. Aus ersten Stemmbewegungen gegen die Uteruswand generieren sich Purzelbäume, der Fetus kann seine Position ändern.

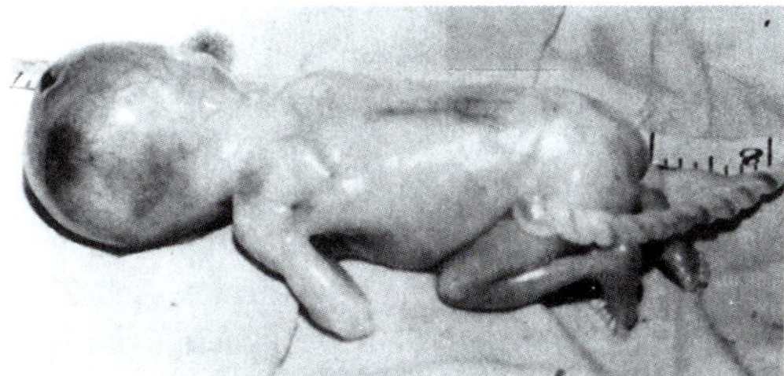

Abb. 2.2 Erstes Stadium der Flexorenförderung, 12. Woche p. c. [Brown et al. 1997].

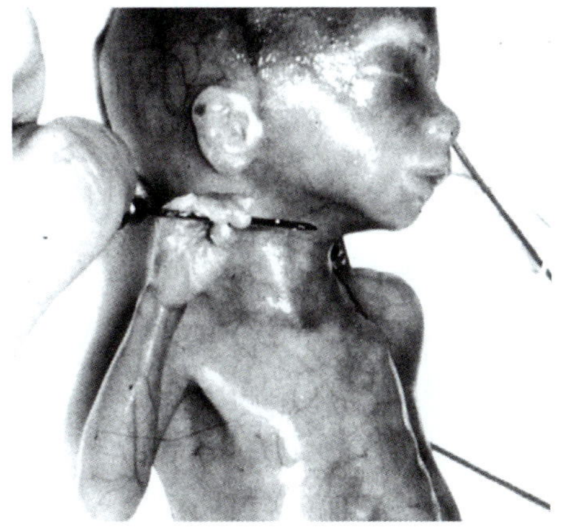

Abb. 2.3 Handgreifreflex, 12. Woche p. c. [Brown et al. 1997].

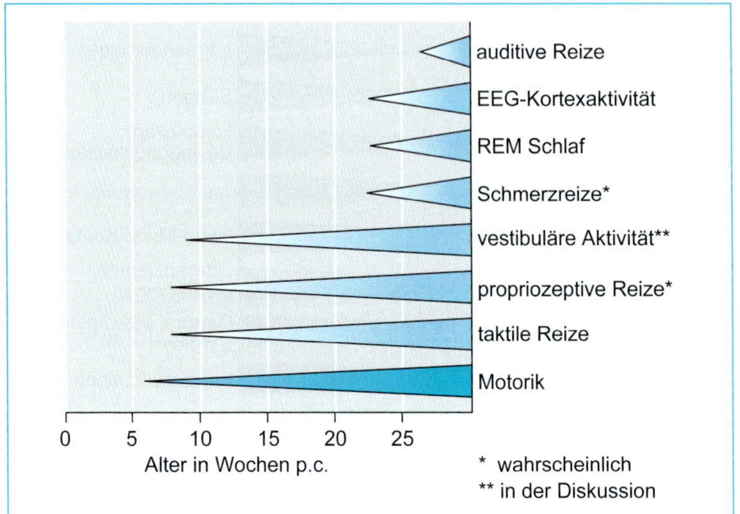

Abb. 2.4 Frühe intrauterine Sinnes- und Kortexaktivität [L106].

Parallel dazu gelingt der Fingerschluss, der Handgreifreflex etabliert sich (➤ Abb. 2.3) und auch der Analreflex ist nachweisbar. Dieser kann als Gegenstück zum Saugreflex als Form „des Umschließens“ aufgefasst werden.

Auf Bestreichen des lateralen Fußrandes folgt eine Dorsalextension der Großzehe, Fußgreifreflexe fehlen noch. Perineale und orale Stimulationen führen zu globalen Beugeantworten der Extremitäten. Periorale Stimuli werden mit einer Kopfdrehung (in der Regel zum Reiz hin) beantwortet (➤ Abb. 2.4).

Darüber hinaus ergeben sich feinere motorische Aktivitäten wie Pronations- und Supinationsbewegungen der Extremitäten oder Fingerspiele. Mit 14 Wochen lässt sich beim Fetus ein differenziertes Bewegungsrepertoire erkennen. Am Ende dieser Periode treten gekreuzte Adduktorenreflexe auf.

2.2.3 18.–30. Woche p. c. – 1. Stadium der Extensorenförderung

Zwischen der 18. und 24. Woche wird das Flexorenstadium durch eine zunehmende Extensorenaktivität abgelöst (➤ Abb. 2.5). Die Extremitäten werden unter Schwerkraftbedingungen zunehmend gestreckt. Es treten intrauterin alternierende Flexions- und Extensionsmuster wie Strampeln mit Armen und Beinen auf.

Dies ist auch die Zeit erster kutaner Streckreflexe (➤ Abb. 2.6). Globale Beugereflexe werden von globalen Streckreflexen abgelöst. Druck über der Nase oder im Bereich der Dammregion führt zu deutlichen Streckreaktionen der Extremitäten mit spontaner Auslösung eines Babinski-Reflexes.

Mit ca. 18 Wochen lassen sich langsame Augenbewegungen, erste Muskeleigenreflexe, aber auch erste Aktivitäten der tonischen Nackenreflexe nach-

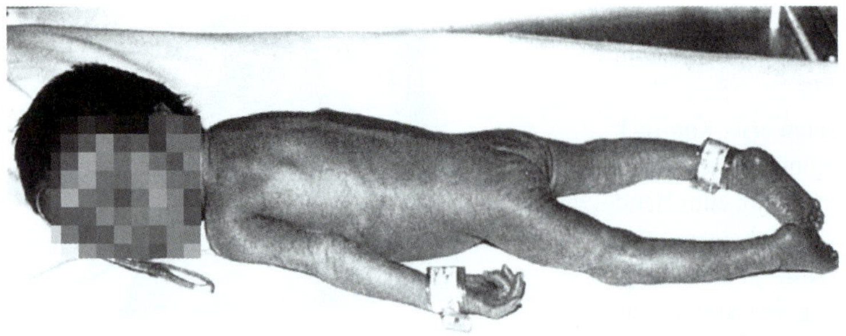

Abb. 2.5 Erstes Stadium der Extensorenförderung, 26. Woche p. c. [Brown et al. 1997].

weisen. Sie gewinnen, wie auch der schon zuvor zu beobachtende Galant-Reflex, in den Folgewochen an Intensität. Die Streckung der Extremitäten verstärkt sich (Arme > Beine), es etabliert sich die aktive Öffnung des Mundes.

Ab der 20. Woche kommen schnelle Augenbewegungen hinzu, es entwickelt sich der plantare Greifreflex und die allgemeine motorische Aktivität nimmt ab.

22 Wochen alte Frühgeborene reagieren auf entsprechende Stimulation mit Moro-Äquivalenten (Phase I → Streckung) oder *rootings*, sie lecken sich die Lippen, strecken die Zunge heraus und schreien. Neurophysiologisch ergeben sich erste Hirnstromaktivitäten über beiden Großhirnhemisphären. Dies ist auch die Zeit, in der der Fetus vermutlich in der Lage ist, Schmerzwahrnehmungen zu verarbeiten. Es treten erste Mienenspiele auf.

Ab ca. der 24. Woche ist der Fetus auch extrauterin überlebensfähig, Mechanismen der Homöostasestabilisierung sind entwickelt, die Temperaturregulation ist jedoch noch instabil.

Vor der 26. Woche reagieren 20 % aller Feten auf vibroakustische Stimulation (Klingel-Test) mit Augenblinzeln, nach der 26. Woche sind es ca. 50 % [zit. n. Bindt et al. 2008]. Nun führen auditive Reize zu Veränderungen der Herzfrequenz, motorischen Antworten und zu Variationen der neuronalen Aktivität im Bereich der auditiven Hirnstammareale [Muir und Field 1979, Kuhlmann et al. 1988; van Heteren et al. 2000].

Im weiteren Verlauf der intrauterinen Entwicklung konnte gezeigt werden, dass das ungeborene Kind zur Habituation befähigt ist. Initiale motorische und vegetative Antworten auf akustische Reize schwächen sich nach mehrmaliger Wiederholung ab. Ein anderer akustischer Reiz ruft wiederum die ursprüngliche Antwort hervor [Largo 2008]. Bei neurologisch beeinträchtigten oder unterversorgten Kindern sowie Feten mit genetischen Anomalien, so der Autor, sind solche Anpassungsprozesse reduziert. Dieses Anwortverhalten auf sensorische Stimulation ist Beleg für ein – wenn auch weitgehend unbewusstes – Erinnerungsvermögen und kann als fetale Stressreaktion gewertet werden.

Frühgeborene zeigen zwischen der 28. und 30. Woche eher hypotone Muskelvorspannungen, es lassen sich Strampel- und Kriechbewegungen beobachten.

Mit 28 Wochen können durch Sinnesreize Kortexpotenziale ausgelöst werden.

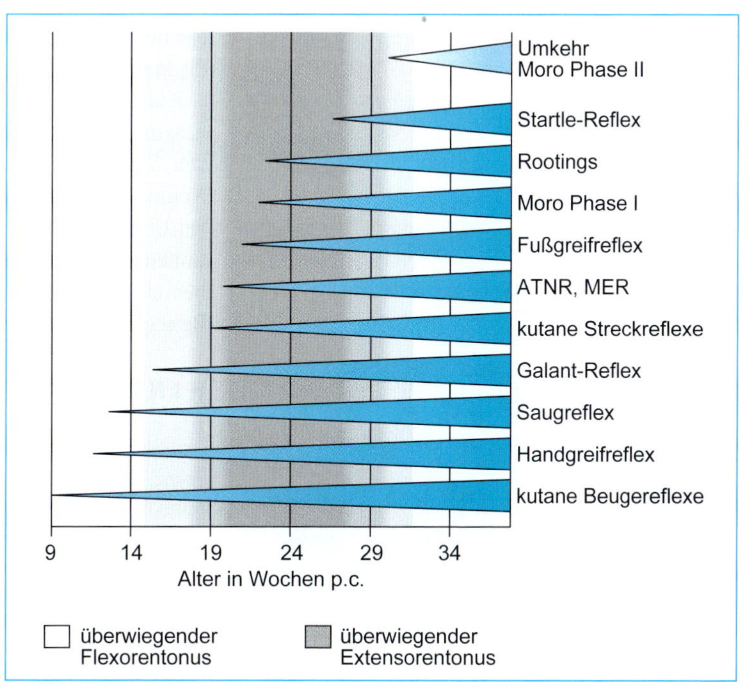

Abb. 2.6 Reflexaktivität und vorherrschender muskulärer Grundtonus bei extrem Frühgeborenen [L106].

2.2.4 30.–44. Woche p. c. – 2. Stadium der Flexorenförderung

Bei Frühgeborenen kehrt in diesem Stadium der Flexorentonus zurück, zuerst in den Armen, später in den Beinen. Letztere sind anfangs noch vermehrt abduziert (➤ Abb. 2.7).

Erst ab der 35. Woche erhöht sich der Adduktorentonus der Hüften, die Beine werden adduziert (➤ Abb. 2.8).

Darüber hinaus lässt sich bei Früh- und Neugeborenen auch die Flexionskomponente der Moro-Reaktion nachweisen (Phase II). Sie hält bis ca. zur 44. Entwicklungswoche p. c. an.

Ab der 32. Woche gelingt dem Frühgeborenen die Koordination von Atmung, Saugen und Schlucken. Nach passiven Streckbewegungen kehrt es in die vorherige Flexionsstellung zurück. Interessant ist, dass Alarmreaktionen wie Hunger und Durst die Hintergrundaktivität der muskulären Grundtonussteuerung verstärken.

Pränatale Konditionierungsversuche (Unterscheidung von Sprachmelodien) rechtfertigen die Annahme, dass der Fetus eine einfache „vorbewusste" Art des Bewusstseins und der Erinnerung besitzt [zit. n. Konrad und Fink 2008]. Largo [2008] betont, dass Ungeborene zwischen der Stimme der Mutter und Fremdpersonen unterscheiden können.

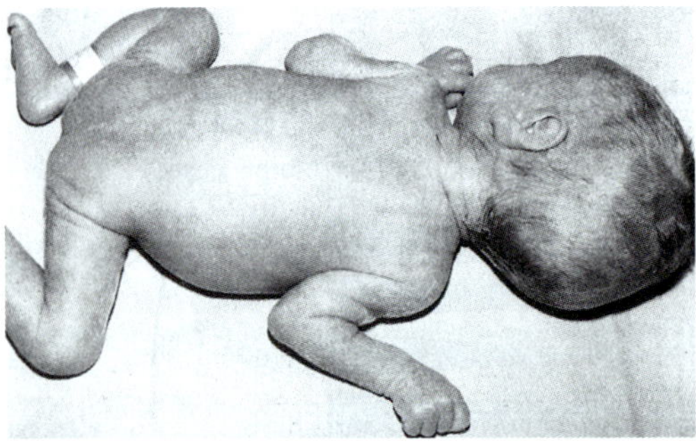

Abb. 2.7 Zweites Stadium der Flexorenförderung I, 34. Woche p. c. [Brown et al. 1997].

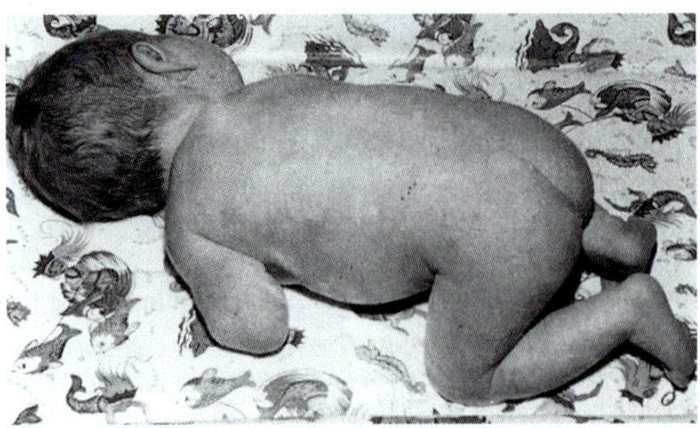

Abb. 2.8 Zweites Stadium der Flexorenförderung II, Neugeborenes [Brown et al. 1997].

MERKE

Schon sehr früh ist der Fetus in der Lage, Umweltreize zu bewerten und zu erinnern.

2.2.5 6. Woche post partum bis 6. Monat – 2. Stadium der Extensorenförderung

Wie schon in den Entwicklungsstadien zuvor, erreicht auch dieser Umschwung der zentralen muskulären Tonusregulation zuerst die Arme und später die Beine. Die Arme sind zunehmend locker gebeugt oder auch gestreckt, der Handgreifreflex lässt nach, die Fingerbeugung reduziert sich (➤ Abb. 2.10e).

Im Alter von ca. 10–12 Wochen nach der Geburt setzt sich die Extensorenförderung auch an den unteren Extremitäten durch, die Beine sind zunehmend locker gebeugt und gelegentlich auch gestreckt (➤ Abb. 2.10f).

Mit Vollendung des 3. Entwicklungsmonats tritt der Optikofazialis-Reflex auf. Sich schnell nähernde visuelle Reize führen zu einem Lidschluss. Er ist Beleg für die motorische Verschaltung von visuellen Zentren.

Aufgrund der nun ausgeprägten Interaktionen u. a. mit den tonischen Nacken- und Labyrinthreflexen, der zunehmenden Aktivität von inhibitorischen Neuronen mit der beginnenden individuell variablen Überführung von zahlreichen Reflexen in Reaktionen, aber auch der pyramidalen Steuerung ergeben sich vermehrt differenzierte und alternierende Bewegungsmuster (➤ Abb. 2.9).

HINTERGRUNDINFORMATIONEN

Selbst die spontan generierten Bewegungsmuster der *general movements* unterliegen den Mechanismen der Umstrukturierung zentraler neuronaler Netzwerke. Aus sog. *writhing movements* resultieren im 3. Lebensmonat *fidgety movements* [Hopkins und Prechtl 1984]. Die Analyse derart zeitiger Spontanbewegungen ermöglicht Rückschlüsse auf die Organisation und Funktion zentraler Neuronenverbände und eignet sich für die Frühdiagnostik von zerebralparetischen Entwicklungen [Ferrari et al. 2002].

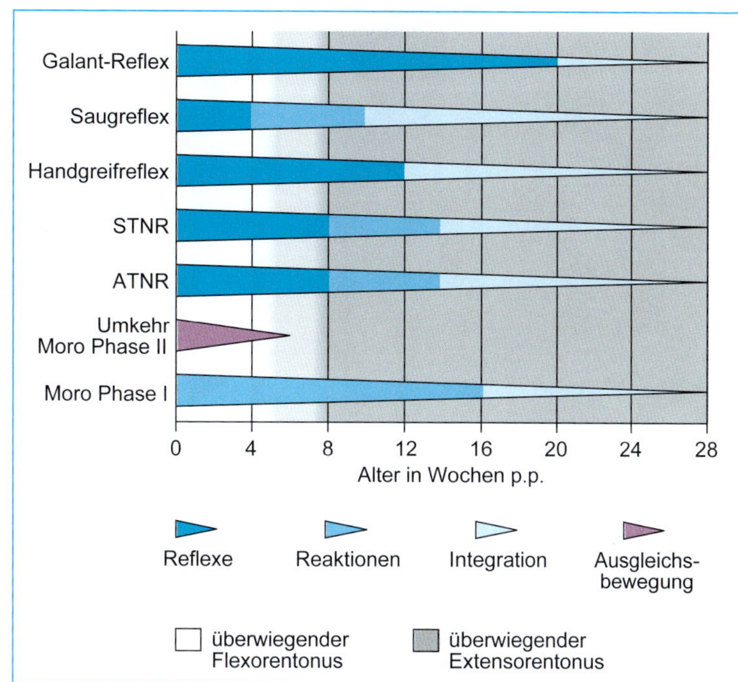

Abb. 2.9 Postnatale Entwicklung angeborener Verhaltensweisen; die Übergänge von Reflexen in Reaktionen sowie ihre Integration sind individuell variabel [L106].

2.2.6 Zusammenfassung

Bezüglich der sich ablösenden Phasen der allgemeinen muskulären Tonussteuerung in Abhängigkeit vom Konzeptionsalter ➤ Abb. 2.10.

HINTERGRUND-INFORMATIONEN

Die Dynamik der zentralen muskulären Tonusregulation in Abhängigkeit vom Konzeptionsalter ist bisher nur an Frühgeborenen (Schwerkraft) nachgewiesen. Wir halten vergleichbare Regulationsphänomene bei Feten für wahrscheinlich.

Alternierende Phasen der Flexoren- und Extensorenförderung im Säuglingsalter sind in der Pädiatrie und Kinderphysiotherapie gut bekannt. Sie können in Abhängigkeit von Bauch- und Rückenlage bis zum Ende des ersten Lebensjahres weiterverfolgt werden. Erinnert sei an die Symmetrisierungstendenz mit Hand-Fuß-Mund-Kontakt im Alter von etwa 6 Monaten in Rückenlage. Im Unterschied zu den zuvor durchlaufenen Stadien lässt sich jetzt ein deutlich variableres Bild der Ruhetonussituation nachweisen. Das Kind beeinflusst die Körperlage zunehmend selbst, es ergeben sich deutliche Unterschiede zwischen Rücken- und Bauchlage.

Die unterschiedlichen Phasen der globalen Tonussteuerung in den Monaten zuvor haben nachhaltige Auswirkungen auf die sensomotorische Steuerung, Bahnung und Fazilitation von sensomotorischen Bewegungsabläufen angeborener Fremdreflexe sowie spontan generierter Muster.

MERKE

Die frühe ontogenetische Entwicklung des Menschen ist geprägt von unterschiedlichen Phasen der zentralen muskulären Tonusregulationen.

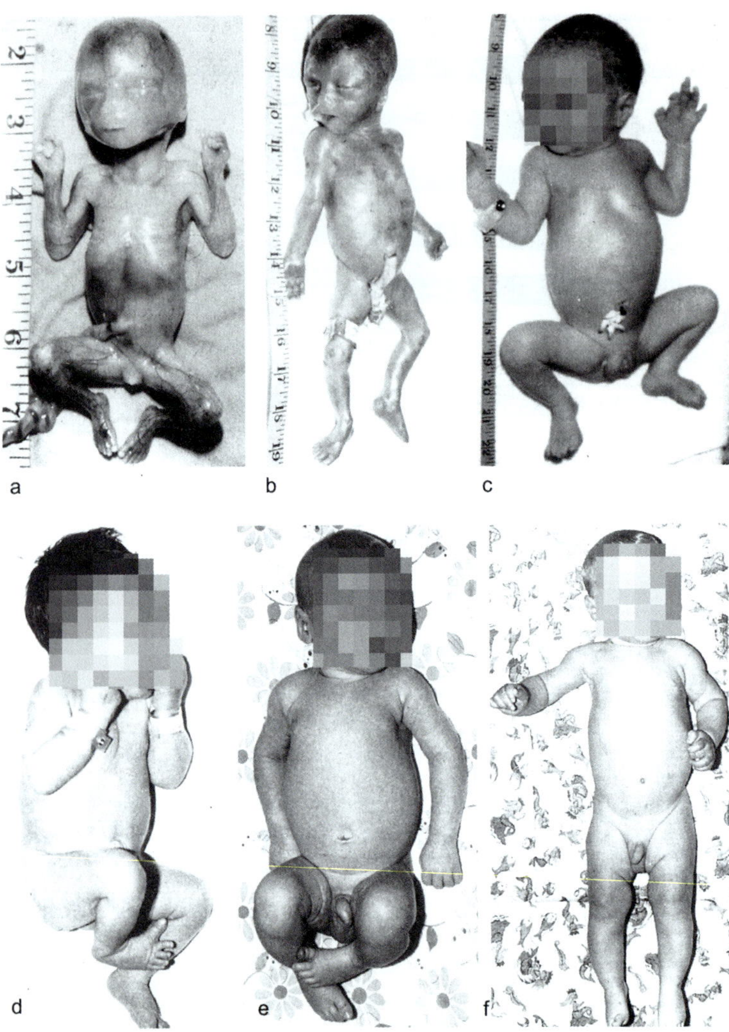

Abb. 2.10 Phasen der muskulären Tonussteuerung mit Förderung der a) Flexoren, b) Extensoren, c) Flexoren/Abduktion, d) Flexoren/Adduktion, e) Extensoren/Arme, f) Extensoren/Beine [Brown et al. 1997].

KAPITEL

3 Funktionen ausgewählter angeborener Fremdreflexe

Wie erwähnt, handelt es sich bei angeborenen Fremdreflexen um eine sehr heterogene Gruppe von polysynaptisch verschalteten sensomotorischen und z. T. affektiven Interaktionen (➤ Kap. 1.1). Letztere können als „werdende Funktion", also als erste Bahnungsmechanismen, aufgefasst werden. Dementsprechend verschieden sind die Aufgaben angeborener Fremdreflexe. Sie lassen sich in **komplexe Lernprogramme** und **Assistenzprogramme der Sensomotorik** einteilen [Sacher und Michaelis 2011–2]. Lernprogramme sind Reiz-Antwort-Beziehungen, die unmittelbar affektiv bewertet werden („finde ich gut" vs. „finde ich nicht gut"), Assistenzprogramme hingegen laufen vorerst ohne Bewertung ab.

Anhand von ausgewählten Verhaltensweisen junger Säuglinge soll ihre unterschiedliche Funktion dargestellt und ihre Bedeutung für Lernprozesse analysiert werden.

MERKE

Während die Unterscheidung von Reflexen und Reaktionen den neurophysiologischen Grundsätzen ihrer Modulationsfähigkeit folgt, dient die Differenzierung von Lern- und Assistenzprogrammen der Beschreibung ihrer funktionellen Bedeutung für bestimmte Phasen der Kindesentwicklung.

3

3.1 Komplexe Lernprogramme

Lernprozesse sind nicht immer an wiederholtes Einstudieren gebunden, sie ergeben sich auch aus Erfahrungen (d.h. aus affektiven Bewertungseindrücken), die zunehmend oder sofort gespeichert werden. Angeborene Lernprogramme erleichtern die Umorganisation zentraler neuronaler Netzwerke bis hin zur Initiierung neuer Entwicklungsanreize. Neurophysiologische Korrelate solcher angeborenen Lernprogramme sind beispielsweise Spiegelneurone, die das Nachahmen von Bewegungen fördern [Rizzolatti und Craighero 2004], Echoneurone, die Laute und Geräusche imitieren lassen (als spezielle Form von Spiegelneuronen) [Rizzolatti und Arbib 1998], aber auch verschiedene angeborene Fremdreflexe, die Zugang zu affektiven Bewertungszentren wie dem limbischen System haben.

Auf Fremdreflexen beruhende Lernprogramme sind dabei entweder

- als Verhaltensanpassung an sensorische Informationen im Rahmen von Sensitivierung oder Gewöhnung zu verstehen („gefährlich" vs. „nicht gefährlich") oder
- sie beruhen auf Interaktionen von angeborenen Fremdreflexen (z. B. der Greifreflex inhibiert die Moro-Reaktion) oder
- Interaktionen von sensorischen Informationen (taktile und vestibuläre Afferenzen beeinflussen die Moro-Reaktion).

Darüber hinaus sind solche Reiz-Antwort-Beziehungen auch als initiale Kontaktaufnahme des Säuglings mit der Umwelt und sich selbst zu verstehen. Die sich daraus ergebenden reafferenten Entwicklungsanreize unterliegen ebenfalls adaptiven Lernprozessen (z. B. beim Aufbau des Bindungsverhaltens zwischen Mutter und Kind). Dabei stehen komplexe Lernprogramme und Assistenzprogramme in enger Wechselwirkung.

MERKE

Reflektorisch-reaktive Lernprogramme sind veränderbar und weisen Verbindungen zu den Belohnungssystemen (dopaminerge Netzwerke des limbischen Systems) auf oder haben Anschluss an die Vermeidungssysteme des Mandelkerns. Beispiele sind der Saugreflex und die Saugreaktion sowie die Moro- und die Startle-Reaktion.

3.1.1 Moro-Reflex und Moro-Reaktion

Die Begriffe „Moro-Reflex" und „Moro-Reaktion" werden inkonsequenterweise häufig synonym verwendet. Frühe intrauterine Antwortmuster stellen eine Reflextätigkeit dar. Bereits bei Neugeborenen liegt eine modulierte Reaktion vor.

Infolge überschießender kinästhetischer, also propriozeptiver und vestibulärer Afferenzen, wie bei plötzlicher Lage- oder Haltungsänderung, aber auch auf visuelle, akustische oder taktile Reize hin kann eine **Moro-Reaktion** ausgelöst werden. So führt z. B. plötzliches Lösen einer initialen Traktion durch den Untersucher beim jungen Säugling zur Abduktion der Arme sowie zur Streckreaktion der Extremitäten. Augen und Hände werden geöffnet, das Kind atmet – je nach Intensität des Auslösereizes – ein und beginnt als Ausdruck seines Unbehagens zu schreien (Phase I der Moro-Reaktion) (➤ Abb. 3.1, ➤ Film 1).

Selbst im Schlaf lässt sich dieses Verhaltensmuster beobachten, wobei externe Sinnesreize auch durch interne Auslösemechanismen ersetzt werden dürften [Teuchert-Noodt und Lehmann 2008]. Das Kind schreckt im Schlaf auf. Eventuell handelt es sich dabei auch um ein spontan ausgelöstes Bewegungsmuster.

Gelegentlich kann man beobachten, dass die Finger im Rahmen der Phase I nicht gestreckt werden, sondern tonisch in den Interphalangealgelenken gebeugt bleiben (➤ Abb. 3.2, ➤ Film 2). Dieses Muster dürfte Ausdruck der zu diesem Zeitpunkt vor-

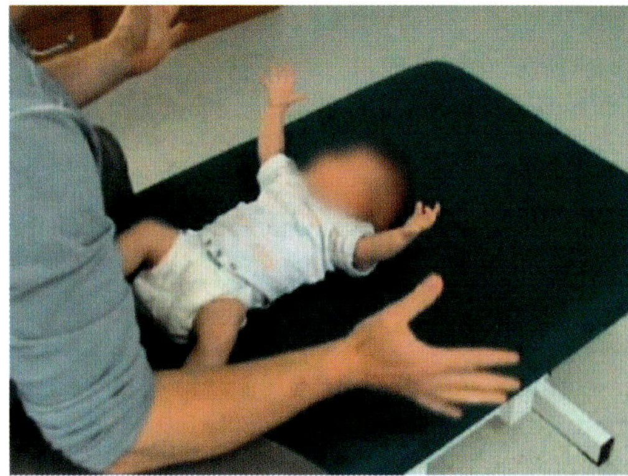

Abb. 3.1 Moro-Reaktion, 12 Wochen alter Säugling, ➤ Film 1.

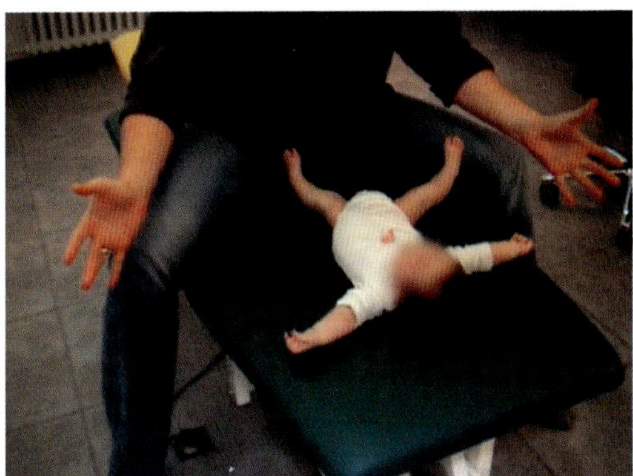

Abb. 3.2 „Unvollständige" Moro-Reaktion im Alter von 6 bzw. 10 Wochen, ➤ Film 2.

herrschenden Tonusverhältnisse der Hand sein. Gegen Ende des 3. Entwicklungsmonats hat sich dieses Flexionsmuster soweit reduziert, dass sich die Hände vollständig öffnen oder lediglich eine Beugung der Zeigefinger besteht (verlängert anhaltender Beugetonus radial mit späterer Öffnung der Hand von ulnar her). In der Literatur sind solche Phänomene als „unvollständiger Moro-Reflex" beschrieben [Sitka 1990].

In den ersten 4–6 Lebenswochen wird die funktionell bedeutsame Streckbewegung (Phase I) nachfolgend durch eine gegenläufige globale Beugereaktion der Arme mit Faustung der Hände begleitet (Phase II, sog. „Umklammerungsreflex"). Unseres Erachtens handelt es sich dabei nicht um einen eigenständigen Reflex, sondern um eine allgemeine Umkehrreaktion als Mechanismus der endogenen Fazilitation und Gegenregulation der Strukturen des Bewegungsapparates. Ursache dafür dürfte die bis dahin vorherrschende Hintergrundaktivität des Beugetonus sein. Die Phase I wird somit ggf. überschießend wieder in einen Beugetonus gegenreguliert. Die gelegentlich bis dahin zu beobachtende Dominanz der Beugereaktion (Phase II) ist somit als Verstärkung der Hintergrundaktivität der zentralen muskulären Tonusförderung auf sensorische Reize zu verstehen. Mit dem Umschwung der zentralen Tonusregulation in einen vermehrten Extensorentonus (ca. 6 Wochen nach der Geburt) erlischt dann auch die Phase II der Moro-Reaktion.

MERKE

Die funktionell bedeutsame Phase der Moro-Reaktion ist die Extensorenaktivierung.

Schaltenbrand [1925] vermied den von Moro benutzten Begriff „Umklammerungsreflex", da die Umklammerung keine regelmäßige Begleiterscheinung der Reaktion darstellt und so schwach ist, dass sie den Körper nicht tragen kann. Denkbar ist, dass andere Spezies das funktionelle Angebot der Umkehrreaktion mit Aufgaben der Haltesicherung verknüpft haben und/oder diese (hypothetische) Funktion im Laufe der Evolution des Menschen verlorenging.

Unsere klinischen Beobachtungen bei jungen Säuglingen weisen auf die Bedeutung der Moro-Reaktion in Bezug auf die Lagesicherung hin: So lässt sich eine in Rückenlage noch ausgeprägt vorhandene Moro-Reaktion in Bauchlage deutlich inhibieren.

Es besteht eine enge Wechselwirkung mit den tonischen Labyrinthreflexen (TLR, ➤ Kap. 3.2.8), die in Bauchlage zu einer generellen Flexorenförderung führen [Gschwend 2000]. In Rückenlage unterstützen die TLR die Extensorenaktivität und bahnen somit die Moro-Reaktion. Lagert man den jungen Säugling in Rückenlage jedoch weich in einem Kissen mit ausgeprägtem seitlichen Halt, so wird die Auslösung der Moro-Reaktion weitgehend unterdrückt (➤ Abb. 3.3, ➤ Film 3). Dieser Effekt wird in verschiedenen Kulturen mittels Einwickeln der Säuglinge noch heute ausgenutzt („Pucken").

MERKE

Die Moro-Reaktion ist durch Änderung der Ausgangslage modulierbar.

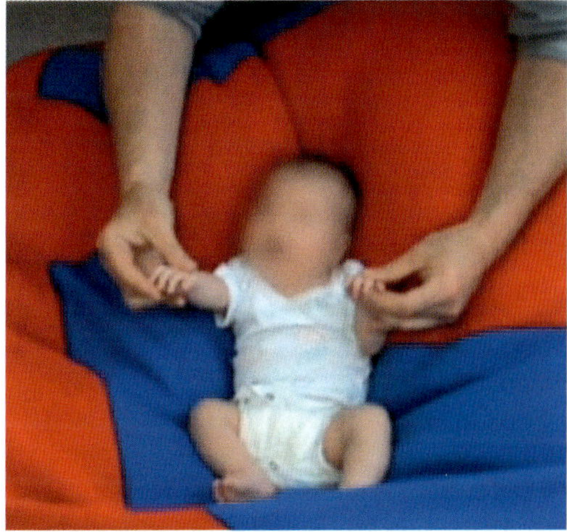

Abb. 3.3 Modulation der Moro-Reaktion durch Lagesicherung, 12 Wochen alter Säugling, ➤ Film 3.

3

Weiterhin bestehen Wechselwirkungen mit dem Greifreflex [zit. n. Peiper 1963]. Setzt man den Greifreflex beim auf dem Rücken liegenden Säugling als Instrument der Lagesicherung ein, so wird auch die Auslösung der Moro-Reaktion inhibiert (➤ Abb. 3.4, ➤ Film 4). Wir sahen diesen Effekt allerdings nicht so deutlich wie Eibl-Eibesfeldt [2004]. In der Vertikalen nimmt durch labyrinthäre Afferenzen wiederum die Extensorenförderung ab (s. o.), die Moro-Reaktion wird hier ebenfalls schwächer.

Michaelis und Berger [2007] haben eine Technik beschrieben, die es ermöglicht, durch Reizreduktion ein Übergreifen der schwellenabhängigen **negativ-affektiven Komponente der Moro-Reaktion** auf das Verhalten des untersuchten Kindes zu verhindern.

HINTERGRUND-INFORMATIONEN

Dabei wird der Greifreflex durch Platzierung eines Fingers in jeder Hand des Säuglings ausgenutzt. Nach initialer Traktion wird der Finger-Hand-Kontakt durch plötzliches Wegziehen der Finger beendet. Der Säugling antwortet mit einer Moro-Reaktion, weint aber nicht. Löst man diese jedoch mehrfach hintereinander aus, so wird auch die affektive Reizschwelle überschritten (Summationsphänomen) und das Kind zeigt seinen Unmut.

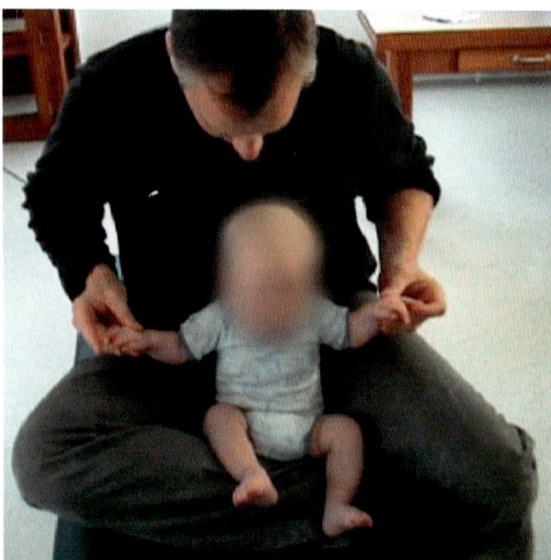

Abb. 3.4 Modulation der Moro-Reaktion durch Greifreflex (in Rückenlage) sowie Moro-Reaktion in der Vertikalen, 12 Wochen alter Säugling, ➤ Film 4.

Wird die Haltesicherung durch den Greifreflex (z. B. bei initialer Traktion) durch plötzliches Wegziehen eines Fingers gelöst, so führt dies nur gleichseitig zu einer Abspreizbewegung des Armes mit Handöffnung. Auf der Gegenseite wird der Handschluss gehalten bzw. verstärkt sich [s. a. Katona 1998]. Demzufolge ist die motorische Komponente der Moro-Reaktion keine unmodulierbare globalmotorische Leistung. Es kommt zur Überlagerung von Fremdreflexen, wobei der Handgreifreflex die Moro-Reaktion dominiert (➤ Abb. 3.5, ➤ Film 5).

Beim plötzlichen Lösen eines nur einseitigen Finger-Hand-Kontakts ergeben sich im Rahmen der Moro-Reaktion Seitenunterschiede hinsichtlich der Hand-Arm-Bewegungen (➤ Abb. 3.6, ➤ Film 6). Derart asymmetrische motorische Antwortphänomene scheinen sich insbesondere bei einer kontralateralen Faustungstendenz des jungen Säuglings zu

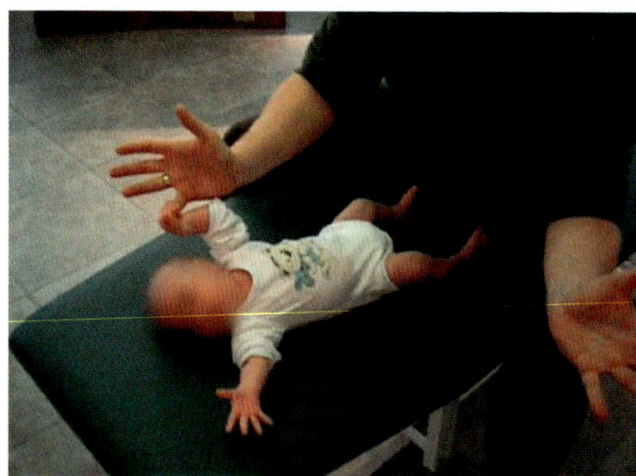

Abb. 3.5 Einseitige Hemmung der Moro-Reaktion durch den Greifreflex, 10 Wochen alter Säugling, ➤ Film 5.

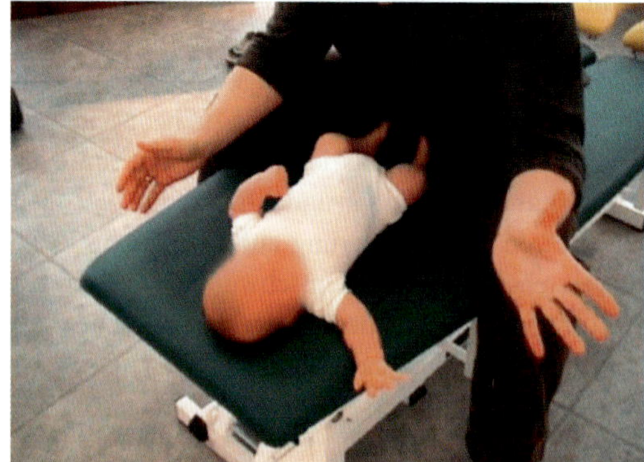

Abb. 3.6 Veränderte Antwort auf eine einseitig ausgelöste Moro-Reaktion mit kontralateraler Handfaustung, 10 Wochen alter Säugling, ➤ Film 6.

verstärken. Diese Verknüpfung ist unabhängig von einer zuvor eingenommenen Kopfposition.

HINTERGRUND-INFORMATIONEN

Möglicherweise dient der tonische Handschluss Autoregulationsmechanismen, um durch Überlagerung von angeborenen Fremdreflexen die Reizschwelle zur Auslösung der Moro-Reaktion zu erhöhen. Er wäre somit Ersatz für eine fehlende Habituierbarkeit auf unterschwellige Umweltreize. „Philosophisch" gesehen handelt es sich um eine erste Form des „Sich-selbst-in-den-Arm-Nehmens".

MERKE

Die Moro-Reaktion wird infolge der Interaktionen des propriozeptiven, taktilen, auditiven, visuellen und vestibulären Systems beeinflusst. Auch sich überlagernde Fremdreflexe modulieren die Moro-Reaktion und führen zu überwiegend unbewussten Eigenregulationsmechanismen.

Der **Moro-Reflex** ist als eigenständiges Programm ab ca. der 22. Woche p. c. bei extrem Frühgeborenen nachweisbar (➤ Abb. 2.6) [Allen und Capute 1986]. De Vries [1982] und Prechtl [1997] konnten ihn bei ihren Ultraschalluntersuchungen jedoch nie beobachten und erklärten diese Diskrepanz mit der postpartalen Aktivierung des vestibulären Systems als Afferenzquelle.

HINTERGRUND-INFORMATIONEN

Wyke beobachtete 1975 (man bedenke den damaligen Stand der Technik!) im Rahmen seiner Ultraschalluntersuchungen Schwangerer „Moro-Äquivalente" schon in der 9. Woche p. c. Dabei ist allerdings davon auszugehen, dass es sich um spontan generierte *startles* handelte. Diese endogenen Bewegungsmuster sind später von Prechtl als globale Flexions- und Extensionsmuster beschrieben worden (s. a. ➤ Kap. 3.1.2).

Wie zuvor angemerkt unterliegt die Balance zwischen Extensoren- und Flexorentonus des Fetus einer alternierend vorherrschenden zentralen Tonusregulation (➤ Kap. 2) und könnte als endogener Mechanismus die vestibuläre Hintergrundaktivität intrauterin ersetzen. In der Mitte der Schwangerschaft dominiert dabei ein Extensorentonus. Letzterer wird zwischen der 30. und 32. Woche p. c. durch die 2. Phase der Flexorenförderung abgelöst. Es etabliert sich nun die Umkehrreaktion bei Frühgeborenen [Brown et al. 1997].

Die zu beobachtende hohe (poly-)sensorische Kompetenz der Moro-Reaktion, also ihre Auslösung durch unterschiedliche Reize, lässt vermuten, dass auch Schlüsselreize zu ihrer Auslösung führen, die schon intrauterin durch den Fetus wahrgenommen werden. Außergewöhnliche sensorische Reize würden demnach eine vorgeburtliche Aktivierung von Mechanismen der Lagesicherung bedingen, die im Rahmen der Sonografie nicht zu erfassen sind. So kann angenommen werden, dass die einsetzende motorische Komponente – infolge kinästhetischer Afferenzmuster des Fetus – zur „Verkeilung" im Uterus als Instrument der Lagesicherung dient. Sie böte Schutz vor gefährlichen Drehungen (Querlage, Beckenendlage) bei abrupten Bewegungen der Mutter und wäre daher als Überlebensstrategie zu interpretieren. Allein dieser Lagesicherungsmechanismus würde im Rahmen der menschlichen Evolution zu einem Selektionskriterium führen. Gegen Mitte des letzten Schwangerschaftsdrittels hat der Fetus eine Größe erreicht, die eine reflektorische Lagesicherung weniger notwendig erscheinen lässt und durch Konvergenz mit taktil-propriozeptiven Afferenzen – infolge zunehmend engerem Kontakt mit der Uteruswand – die Moro-Reaktion als dann schon flexibleres, auf sensorischen Interaktionen beruhendes Verhaltensprogramm inhibiert.

Die Sonderstellung dieses Reflexes und seiner späteren Reaktion beruht nicht nur auf der polysensorischen Konvergenz seiner Auslösung. Auch seine fehlende Habituierbarkeit ist Indiz für seine Funktion u. a. zur Lagesicherung. Folgerichtig sind bei der Moro-Reaktion Summations- und Sensitivierungseffekte – Verstärkung nach wiederholter Auslösung – zu beobachten.

MERKE

Die Moro-Reaktion dient der intra- und extrauterinen Lagesicherung.

Die Bedeutung der affektiven Komponente des Moro-Reflexes und seiner Reaktion mit parallel einsetzender negativer Emotion wie Unbehagen bis hin zu Erschrecken und Schreien blieb bei der Analyse der Moro-Reaktion weitgehend unberücksichtigt. Diese sensomotorisch-limbische Verknüpfung mit einer frühzeitigen emotionalen Bewertung von sensorischen Afferenzen – also als werdende Funktion – entspricht nicht nur dem Bedürfnis der Lagesicherung, sondern unterstützt auch post partum die Interaktion mit der Mutter. Damit verbunden ist die Etablierung eines Bewertungsmaßstabes für sensorische Schlüsselreize, der intrauterin gebahnt wird.

3

MERKE

Die Moro-Reaktion führt zu Unbehagen bis hin zu Schreien und kombiniert emotionale Wertungs- mit motorischen Vermeidungsstrategien.

Die klassische Auslösung der Moro-Reaktion beim gesunden Säugling gelingt in Abhängigkeit von individuellen Faktoren bis zum 4. (bzw. 6.) Monat.

3.1.2 Startle-Reflex und Startle-Reaktion

Unter dem Startle-Reflex werden Verhaltensphänomene zur reflektorischen Aktivierung von allgemeinen Schutzmechanismen im Sinne des Erschreckens zusammengefasst. Zwar wird der Startle-Reflex (auch Schreckreflex genannt) in der Literatur vor allem mit einer plötzlichen Flexorenaktivierung der Extremitäten und des Rumpfs sowie vegetativen Reaktionen auf plötzliche Reize beschrieben [u. a. Bakker et al. 2006, Illert und Kuhtz-Buschbeck 2006, Peiper 1963, Prechtl 1984, Schmidt 1999], dennoch gilt er (interessanterweise) als Überbegriff für alle „Schreckreflexe". In die Pädiatrie gelangt sind dabei verschiedene Formen des „Startle-Syndroms".

HINTERGRUND-INFORMATIONEN

Unter „Startle-Syndrom" werden drei verschiedene Krankheitsbilder zusammengefasst [Bakker et al. 2006, Tijssen et al. 1995, Vigevano et al. 1989]; (➤ Kap. 3.1.6, „Furchtlähmungsreflex"):

- Bei der Hyperekplexie (Minor- und Major-Form) kommt es infolge entsprechender sensorischer Reize zu plötzlich einschießenden Flexoraktivitäten mit Haltungsverlust bis hin zu Stürzen. Sie werden von einer generalisierten „steifen Paralyse" gefolgt (*stiff baby*). Im Neonatalalter entwickeln sich darüber hinaus Apnoephasen.
- In der Psychiatrie beziehen sich die Auffälligkeiten auf affektive Erkrankungen im Sinne einer Sensibilisierung als „Schreckhaftigkeit".
- Bei der Startle-induzierten Epilepsie führen visuelle (z. B. Lichtshow in der Diskothek) oder akustische Reize zu zerebralen Krampfanfällen.

Startle-Reflex und Startle-Reaktion sind sensorisch ausgelöste, globale flexorenbetonte motorische Antwortphänomene, die vermehrt mit affektiven Rückzugstendenzen einhergehen und von typischen vegetativen Begleitreaktionen (u. a. Änderung der Herzfrequenz, ➤ Kap. 3.1.6) geprägt sind. Startle-Reaktionen werden insbesondere durch taktile, visuelle und akustische Reize ausgelöst. Der Blinzelreflex (bzw. *acoustic startle reflex*) ist ein Unterprogramm des Startle-Reflexes und ermöglicht in der Auseinandersetzung mit der Umwelt Lernprozesse (➤ Kap. 1.1, Handklatschen und Blinzeln). Hier ergeben sich in Abhängigkeit von der Reizstärke auch vigilanzerhöhende Begleitphänomene. Auf entsprechende Parallelen zum Glabella-Reflex sei hingewiesen.

Nahezu alle unauffälligen Feten reagieren schon ab einem Gestationsalter von 28 Wochen auf vibroakustische Stimulation mit habituierbaren Startle-Phänomenen (➤ Kap. 2.2.3). Dabei kommt es auch zu einem Anstieg der Herzfrequenz als Zeichen der Stressreaktion [zit. n. Bindt et al. 2008]. Nach dem 2. Lebensmonat ist die Startle-Reaktion initial eher mit einer Abnahme der Herzfrequenz verknüpft [zit. n. Rothenberger et al. 2008].

MERKE

Die Startle-Reaktion ist die erste habituierbare sensomotorisch-vegetative Leistung, sie unterscheidet sich somit von anderen angeborenen Fremdreflexen.

Schon in der 7. Woche p. c. lassen sich schnelle Bewegungen, vorrangig der Extremitäten, aber auch des Körpers und des Kopfs im Sinne phasischer globaler Beuge- und Streckmuster beobachten. Nach de Vries et al. [1982] und Prechtl [1997] werden diese spontan generierten Bewegungen als *startles* zusammengefasst (➤ Abb. 2.1). Sie sind bis zum Ende der Schwangerschaft im Ultraschallbild zu beobachten. Wir halten es für möglich, dass diese Bewegungsprogramme über die affektiven Bewertungssysteme sekundär Anschluss an andere sensorische Systeme erhalten und somit in reflektorische, adaptive Verhaltensmuster überführt werden, die sich bereits intrauterin zu etablieren beginnen. Sie erhalten damit sekundär eine sensomotorische Erweiterung ihrer Funktionen. Selbstgenerierte, spontane und reaktive Verhaltensprogramme stünden somit schon früh in engster Wechselwirkung. Sie können weiterhin als spontanmotorische Phänomene beobachtet, andererseits aber auch durch sensorische Informationen (ggf. überschießend) abgerufen werden.

MERKE

Wahrscheinlich erhalten spontanmotorische Verhaltensmuster (u. a. *startles*) schon intrauterin Anschluss an sensorische Informations- und affektive Bewertungssysteme. Dies wäre ein Beleg dafür, dass sich angeborene Fremdreflexe auch intrauterin entwickeln können.

Die Startle-Reaktion erhält etwa im Alter von 4½ Jahren eine deutliche Entwicklungsbeschleunigung mit einer inhibitorischen, aber auch einer (nun einsetzenden, vorausschauenden) Feedforward-Modulation, als „gemerkte“ Lernerfahrungen. Dieser Veränderung folgt bis zum 8. Lebensjahr eine weiter zunehmende Inhibition, wobei Aufmerksamkeitsmechanismen – im Rahmen von gelernten und eingefahrenen Feedforward-Erfahrungen – eine besondere Rolle spielen [Ornitz 1996]. Mit anderen Worten: Lernprozesse beeinflussen entwicklungsbedingt, im Sinne einer Erwartungshaltung, zunehmend die Startle-Reaktion. Dabei dürften Lernerfahrungen, die bereits auf intrauterinen Habituationsleistungen basieren, eine besondere Bedeutung besitzen. Posttraumatische Stresserkrankungen (PTSD) könnten somit nicht nur zu einer Varianz der Habituationsfähigkeit sensorischer Schlüsselreize führen. Sie gehen auch mit kompensatorischen Schwellenveränderungen für zentral zu verarbeitende Informationen einher, die bereits etablierte Verhaltensmuster einbeziehen, vor allem dann, wenn sich die affektive Hintergrundsituation negativ verändert hat [Sacher und Michaelis 2011–1]. Man wird empfindlicher.

3.1.3 Moro-Reaktion und Startle-Reaktion

Startle- und Moro-Reaktion sind als globale Stressantworten aufzufassen. Die beiden Begriffe werden häufig synonym benutzt, da ihnen ähnliche Verhaltensweisen auf sensorische Reize zugrunde liegen.

HINTERGRUND-INFORMATIONEN

In kinematografisch kontrollierten Studien zur Auslösung der Moro-Reaktion wurden gelegentlich initiale Beugereaktionen beobachtet [Wieser und Domanowsky 1959, Sitka 1990], die der Phase I der Moro-Reaktion vorausgehen und somit zur unscharfen Abgrenzung des Startle-Reflexes von der Moro-Reaktion führten.

Bei Kindern und Erwachsenen sind zwei verschiedene, funktionell zu trennende Verhaltensweisen auf plötzliche, bedrohlich erscheinende Sinneseindrücke zu beobachten. So können taktil-kinästhetische, akustische bzw. visuelle Reize entweder durch globale phasische Beugereaktionen („Zusammenfahren“ → **Startle-Reaktion**) oder durch initiale phasische Streckbewegungen („Aufschrecken“ → **Moro-Äquivalente**) beantwortet werden. Erstere gehen mit der Aktivierung von Schutz- und Rückzugsmechanismen wie einem Lid- und Handschluss sowie Ausatmung einher, Letztere eher mit Aktivierung von Anspannungs- und Abwehrverhalten wie erschreckter Augen- und Handöffnung sowie kurzer Inspiration und Vigilanzerhöhung. Beide beeinflussen die nachfolgende affektive Verhaltenslage.

MERKE

Schreckreaktionen gehen mit allgemeinen Beuge- oder Streckbewegungen einher. Zusammenfahren (Flexorenreaktion) kann als Schutzmechanismus, Aufschrecken (Extensorenreaktion) als eine Aktivierung von Abwehrverhalten interpretiert werden. Erstere ist habituier- und sensitivierbar, Letztere ist nur sensitivierbar.

Nach unseren Beobachtungen ist die jeweilige Reaktion u. a. abhängig vom individuell vorherrschenden affektiven Verhaltenszustand und der Qualität des sensorischen Schlüsselreizes. Akustische und taktile Reize werden in Wachsituationen meist mit Zusammenfahren (Flexorenreaktion) beantwortet. Paradebeispiele sind der Gewehrschuss oder unerwartetes Berührtwerden. Plötzliche, die Lage oder die Haltung destabilisierende Sinneseindrücke gehen mit eher globalen Streckreaktionen einher.

Grund für die unterschiedliche affektiv-motorische Verhaltensregulation dürfte die afferente und efferente Kopplung des für die Steuerung des Muskeltonus zuständigen Gamma-Systems mit thalamischen und limbischen Neuronenverbänden sein [Wolff 1996]. Beide Verhaltensweisen sind verschieden habituierbar und lassen sich bis ins Säuglingsalter zurückverfolgen.

Flexionskomponenten und die Habituationsfähigkeit charakterisieren die Startle-Reaktion, Extensionskomponenten und eine fehlende Habituierbarkeit sind typisch für die funktionell bedeutsame Phase I der Moro-Reaktion.

Wahrscheinlich führen inhibitorische Neuronengruppen jenseits des 3. postnatalen Entwicklungsmonats zur zunehmenden Hemmung und Modulation der Moro-Reaktion. Sie wird durch die sich etablierende intentionelle Motorik des pyramidalen Systems verdrängt. Die Phase I der Moro-Reaktion als extensorenfördernde Komponente einer „Schreckreaktion" würde somit das Pendant zur beugerbetonten Startle-Reaktion darstellen. Sie wird im weiteren Verlauf neuronal integriert und kann somit lebenslang beispielsweise die Lage- und Haltungsstabilität in Ausnahmesituationen (➤ Kap. 3.3.1) absichern.

MERKE

Im Gegensatz zur Meinung der klassischen Reflexlehre sind die Moro-Reaktion und die Startle-Reaktion verschiedene Antworten auf Stressreize.

Die funktionelle Trennung beider Stressreaktionen ergibt sich nicht nur aus den verschiedenen motorischen Antwortphänomenen. So unterscheiden sich im Kindes- und Erwachsenenalter auch die jeweiligen affektiven Begleitreaktionen. Während die beugerbetonte Startle-Reaktion eher mit affektiven Rückzugstendenzen einhergeht, sind bei extensorenfördernden Moro-Äquivalenten Abwehrmechanismen zu beobachten. Letztere sind meist mit Verteidigungsstrategien gekoppelt. Inwieweit damit auch eine sekundäre Engrammierung von Verhaltensmustern initiiert wird, ist bisher nicht untersucht.

Besondere Praxisrelevanz besitzen Moro-Äquivalente bei motorisch unsicheren Kindern. Sie dienen hier noch vermehrt der Absicherung von Lage und Haltung im Raum im Sinne globaler und unspezifischer statokinetischer Reaktionen. Doch selbst Erwachsene benutzen solche motorischen Absicherungsprogramme in Situationen, in denen andere geeignete (und somit trainierte) haltestabilisierende Reaktionen nicht zur Verfügung stehen. Im Gegensatz hierzu können Startle-Reaktionen die Lage und Haltung sogar destabilisieren. Sie dienen der Wahrung der körperlichen Unversehrtheit bei wenig konkreten Gefahrensituationen.

MERKE

Die Startle-Reaktion sowie die Moro-Reaktion sind lebenslang bestehende Antwortprogramme des sensomotorisch-affektiven Systems zur Absicherung des Organismus bei plötzlichen, bedrohlich erscheinenden Umweltreizen.

3.1.4 Saugreflex und Saugreaktion

Taktile Reize der perioralen Region führen schon ab der 11./12. Woche p.c. zu einer motorischen Antwort mit Auslösung des Saugreflexes und Abschlucken von Amnionflüssigkeit. So nimmt der Fetus im weiteren Schwangerschaftsverlauf täglich bis zu 1 Liter Amnionflüssigkeit auf [zit. n. Einspieler et al. 2008]. Sonografisch ließ sich weiterhin nachweisen, dass Feten ab ca. der 12. Woche p.c. mit dem Daumenlutschen beginnen. Der Hand-Mund-Kontakt wird dabei als zufällig beschrieben.

Für das sensomotorische System bedeutet dies, dass Oberflächen- und Tiefenafferenzen sowohl aus dem Daumen als auch aus den Lippen und der Zunge ins somästhetische und propriozeptive Wahrnehmungssystem eingespeist werden, die zusammen das Mundschema ergeben [Gschwend 2000]. Das Mundschema passt beim Säugling exakt auf die Brust der Mutter. Da darüber hinaus der Mundgreifreflex und der Saugreflex mit trainiert wurden, so der Autor, kann das Neugeborene nach der Geburt saugen.

Auch das Auslösen von komplexen Saugbewegungen als reflektorischer Automatismus geht nach unseren Beobachtungen mit einer affektiven Bewertung einher: Neugeborene und Säuglinge beruhigen und entspannen sich. Zu welchem Zeitpunkt sich eine derartige affektive Verknüpfung intrauterin etabliert, ist nicht sicher. Dennoch scheint diese Kopplung von sensorischen Afferenzen der perioralen Auslösezone mit motorischen und affektiven Zentren durchaus sinnvoll. Einerseits etablieren sich motorische Programme der Nahrungsaufnahme, andererseits wird durch Belohnungsprogramme des limbischen Systems ein Lerneffekt aktiviert, der – verbunden mit zunehmender Gedächtnisspeicherung – die Flüssigkeitsaufnahme, aber auch endogene Mechanismen der Beruhigung initiiert. Zeichen der besonderen sensomotorischen Bedeutung der Perioralregion ist letztlich auch ihre ausgeprägte Repräsentation auf dem Kortex (➤ Abb. 3.7).

Einige Neugeborene sind in der Lage, gleich nach der Geburt am Daumen zu nuckeln oder einen Finger in den Mund zu stecken. Dabei ist anzunehmen, dass neuronale Netzwerke des limbischen Systems bei der Steuerung der Zielmotorik involviert sind [Vanderwolf et al. 1973]. Dass es sich hierbei nicht um ein rein reflektorisches Geschehen handelt, ergaben Beobachtungen von Rochat [1998]. So kann das Neugeborene zwischen Eigen- und Fremdstimulation der perioralen Gesichtshaut unterscheiden. Berührt man diese Region, wird ein Suchreflex ausgelöst. Berührt das Kind selbst die sensorische Auslösezone, unterbleibt der Reflex. Dies setzt eine Grundkompetenz für zielmotorische Leistungen voraus.

MERKE

Die Bewertung adäquater perioraler Schlüsselreize ist Teil angeborener Lernprogramme zur Etablierung von reflektorischen Mechanismen der Nahrungsaufnahme, die wiederum einer positiven Rückkopplung unterliegen. Darüber hinaus spricht sehr viel dafür, dass damit auch erste zielmotorische Bewegungen gebahnt werden.

Die sensomotorische Interaktion zwischen Hand- und Mundmotorik erscheint als kombinierter Automatismus beim Stillen Neugeborener, wobei repetitive Knetbewegungen der Hand das Saugen begleiten. Dabei scheint der Babkin-Reflex (➤ Kap. 3.2.2) eine besondere Rolle zu spielen. Eine Funktion dieses Automatismus dürfte das Massieren der mütterlichen Brust sein, um durch Ausschüttung von Oxytocin die Laktation zu unterstützen [Uvnäs-Moberg und Petersson 2005]. Inwieweit es sich dabei auch um funktionelle Bahnungsmechanismen der gemeinsamen feinmotorischen Steuerung von Hand- und Mundbewegungen im Broca-Zentrum handelt [Jürgens 2002], muss abgewartet werden.

MERKE

Der Saugreflex wird im frühen Säuglingsalter von kombinierten Walk-Phänomenen der Hände begleitet. Dieser Automatismus unterstützt die mütterliche Laktation.

Im weiteren Verlauf der Säuglingsentwicklung wird der Saugreflex zunehmend integriert, das reflektorische Saugen wird in reaktive, z. T. intentionelle Programme überführt und ggf. auch motorisch verändert (Saugreaktion). So ist Nuckeln mit offenen

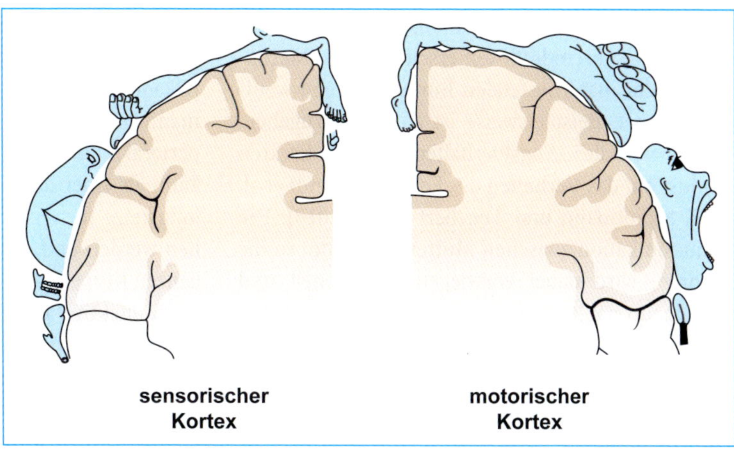

Abb. 3.7 Homunkulus auf dem sensorischen und motorischen Kortex [modifiziert nach Penfield und Rasmussen 1950; L106].

Mundwinkeln möglich [Iwayama und Eishima 1997]. Dabei ergeben sich neue motorische Muster für die gesamte Perioralregion. Die beruhigende Funktion der sensorisch-affektiven Verknüpfung bleibt jedoch erhalten. Ähnliches gilt auch für die sensorische Rooting-Funktion der Mundregion. Sie wird später im Sinne einer Suchfunktion der Zunge (Fremdkörper) auf die Intraoralregion und die Lippen reduziert.

3.1.5 Verhaltensbahnung als Lernprozess

Die Analyse jeglicher Lernerfahrung ist eng mit der Frage nach einem bestehenden Vorwissen verbunden, ohne das kein Lernen möglich ist. Für die Sensomotorik kann man davon ausgehen, dass infolge ontogenetisch konstituierter Programme (u. a. spontanaktive Rhythmusgeneratoren, ➤ Kap. 1.1, CPG [Illert und Kuhtz-Buschbeck 2006, Zenner 2006], Verknüpfung von sensorischen Auslösezonen und motorischen Erfolgsorganen, Eigen- und Fremdreflexe) dieses Vorwissen definiert ist und in Wechselwirkung steht. Für kognitive Prozesse, beispielsweise ein intuitives physikalisches Vorwissen, sind die neurophysiologischen Grundprinzipien kaum entschlüsselt. Gleiches gilt auch für die affektiven Bereiche wie Emotion und Bewertung/Speicherung als Grundvoraussetzungen für den Erwerb von Lernerfahrungen, deren Etablierung bisher auf epigenetische Faktoren der Mutter-Kind-Interaktion bezogen wurde [Bindt et al. 2008]. Als Erklärungsmodell für die stringente Verknüpfung der erwähnten sensomotorisch-affektiven Verhaltensphänomene von angeborenen Fremdreflexen erscheinen die Mechanismen der materno-fetalen Bindung jedoch weniger geeignet. Beispielsweise ist davon auszugehen, dass maternales Angstverhalten keinen direkten Einfluss auf das Verhalten des Fetus hat [Bindt et al. 2008, Schlotmann und Teuchert-Noodt 2010]. Die Kommunikation zwischen Mutter und Kind, so die Autoren, wird dabei vorwiegend hormonell und nicht neuronal gesteuert. Pränataler Stress dürfte sich eher langfristig auf die Affektregulations- sowie Habituationsfähigkeit des intrauterin exponierten Kindes auswirken und erhöht dessen psychische Vulnerabilität.

MERKE

Die Konvergenz verschiedener sensorischer Auslösezonen mit affektiven Bewertungszentren und mit motorischen Antwortarealen angeborener Fremdreflexe bahnt Lern- und ggf. Trainingsprozesse.

Ein affektiver Bewertungsmaßstab im Sinne eines Vorwissens ist unseres Erachtens initial an die Etablierung verschiedener angeborener Fremdreflexe gebunden, wobei sensorische Schlüsselreize nicht nur mit Zentren der motorisch-vegetativen Reizverarbeitung gekoppelt sind, sondern auch mit affektiven Bewertungsarealen wie den Unterprogrammen des limbischen Systems. Letztlich basieren auch die erwähnten Mechanismen der Fremdreflex-Konditionierung (➤ Kap. 1.1, Pawlow-Experiment) auf diesen Zusammenhängen. Umgekehrt scheinen affektive Bewertungszentren endogen generierte Bewegungsprogramme (z. B. *startles*) zu beeinflussen und somit sekundär in das sensomotorische System zu integrieren. Das selektive Habituationsverhalten auf sensorische Reize und deren Intensität ist im Fetal- und frühen Säuglingsalter Ausdruck eines Entwicklungsprozesses vor dem Hintergrund adaptiver Lernmechanismen.

MERKE

Angeborene Fremdreflexe und ihre Reaktionen stellen schon sehr früh ein sich ontogenetisch entwickelndes, flexibles „Vorwissen" des sensomotorischen Verhaltens, aber auch der affektiven Bewertung von Schlüsselreizen dar.

Die Bedeutung funktioneller Schlüsselreize für die Morphogenese der Hirnstrukturen ist ebenso bekannt wie die Aktivierung neuronaler Netzwerke vor ihrer endgültigen morphologischen Differenzierung [Okado und Kojima 1984, Teuchert-Noodt und Lehmann 2008]. Die frühzeitig einsetzende Verarbeitung perioraler taktiler Afferenzen ab ca. der 7. Woche p. c. kann als einer der primären funktionellen Entwicklungsreize für das sensomotorische System angesehen werden und dehnt sich nach und nach auf den ganzen Körper aus [Hooker 1952]. Die anschließende taktil-affektive Bewertung, insbesondere perioraler Schlüsselreize (z. B. der Lippen im Rahmen des Saugreflexes) in der Fetalzeit, wäre aufgrund der hohen sensorischen Kompetenz dieser Region konsequente Folge dieses Entwicklungsprozesses. Die Etablierung eines zentralen nozifensiven Regulationssystems mit beta-endorphinhaltigen Zellen in der Hypophyse ab ca. der 15. Woche p.c. [zit. n. Bundesärztekammer 1991] deutet in eine ähnliche Richtung (Wahrnehmung und Bewertung von Schmerzreizen und ihre Gegenregulation). Scheinbar werden sensorische Schlüsselreize dabei nicht nur mit motorischen Antwortprogrammen verknüpft, sondern auch in die neuronale Bahnung des affektiven Systems – mit seinen verschiedenen Anteilen – einbezogen.

MERKE

Lernprogramme unterliegen entweder einer negativen oder positiven emotionalen Rückkopplung (Moro-Reaktion vs. Saugreflex- und Saugreaktion). Die damit verbundenen, weitgehend unbewussten Vermeidungs- oder Trainingsstrategien führen zu adaptiven Eigenregulationsmechanismen, die Reflexe in Reaktionen überführen oder diese hemmen.

Folgt man dem Konzept der motorisch-affektiven und vegetativen Informationsverarbeitung angeborener Fremdreflexe mit der komplexen Interaktion von sensorischen Afferenzen, so erscheinen die daraus folgenden Lernprozesse in einem anderen Licht.

Dabei ist der Fetus und insbesondere der junge Säugling dank seines affektiven Bewertungssystems zunehmend in der Lage, sowohl unterstützende als auch hemmend wirkende Mechanismen der sensomotorischen Verarbeitung als System der Verhaltensbahnung zu nutzen. Dieses noch weitgehend unbewusste Zusammenspiel von sensomotorisch-affektiven Verhaltensweisen dürfte auch Auswirkungen auf die Morphogenese und Funktion weiterer neuronaler Netzwerke haben. Ausdruck dieses Integrationsprozesses ist die Überführung angeborener Fremdreflexe in Reaktionen, wobei identische sensorische Auslösereize in Abhängigkeit von der individuellen Ausgangssituation zu variablen Antworten führen. So reduzieren einerseits eine stabile Lagesicherung signalisierende Afferenzen (Bauchlage, Pucken) die Moro-Reaktion (➤ Kap. 3.1.1). Andererseits dominiert der Greifreflex die Moro-Reaktion. Es etablieren sich demnach erste und weitgehend unbewusste Vermeidungsstrategien. Umgekehrt können durch Belohnungssysteme das Verhalten unterstützende Reaktionen gebahnt werden (Saugen) bis hin zur Engrammierung einfacher, ebenfalls weitgehend unbewusster zielmotorischer Leistungen (Hand-Mund-Kontakt).

Je nach Erfahrung werden identische Schlüsselreize jedoch auch gänzlich neu bewertet. So reagieren Frühgeborene ab der 32. Woche nach oraler Sekretabsaugung oft mit Vermeidung taktiler oraler Stimulation bis hin zur Stillverweigerung [Sacher und Michaelis 2011–2]. Der Gefahren abwendende Würgereiz stellt dabei ein derart dominantes Reiz-Antwort-Muster dar, dass die funktionell sensorische Bedeutung der Lippen und der gesamten Perioralregion umgewandelt und in den Dienst der Gefahrenabwehr gestellt wird. Auch dabei handelt es sich um einen Lernprozess.

MERKE

Die Verknüpfung von Schlüsselreizen mit affektiven Bewertungszentren (Emotion) und die Wechselwirkungen weiterer sensomotorischer Programme ermöglichen unbewusstes Lernen.

HINTERGRUND-INFORMATIONEN

Aucouturier [2006] ist der Ansicht, dass die motorischen Reflexe von Säuglingen in den ersten Lebensmonaten benutzt werden, um die archaischen Ängste zu vermeiden: Der Moro-Reflex und das Festklammern wären dann Mittel, um die Angst vor dem Fallen zu mindern. Zwar kommt darin einerseits schon eine erste Wechselwirkung des affektiven Bewusstseins mit konkurrierenden motorischen Programmen zum Ausdruck, doch wird übersehen, dass auch Afferenzen in die reflektorischen Regelkreise eingebunden sind. Andererseits sind die affektiven Systeme integraler Bestandteil solcher angeborenen Verhaltensmuster und generieren sich nicht spontan. Sie sind an entsprechende Schlüsselreize gebunden. Letztlich sind solche motorischen Antwortprogramme Folge von sensorischen Informationen, die wiederum affektive Verarbeitungsmechanismen durchlaufen.

3.1.6 Rückzugs- und „Flucht"-Verhalten

„Fluchtreflexe" des jungen Säuglings

Der in Anlehnung an zu beobachtende Verhaltensweisen im Tierreich gebrauchte Begriff der „Fluchtreflexe" sollte überdacht werden. Dabei handelt es sich um gekoppelte, reflektorische sensomotorisch-

3

affektive und ggf. auch kognitive Programme, zu deren Aufbau und Umsetzung der Fetus und junge Säugling nicht befähigt ist. Kein junger Säugling kann sich Gefahren wirklich entziehen. Die motorische Leistung des Entfernens von sensorischen Reizen – wie bei zahlreichen kutanen Fremdreflexen – ist letztlich lediglich eine sensomotorische Antwort, die ergebnisoffen weiterzuentwickeln ist.

Ähnliches gilt für andere komplexe Programme (z. B. Bauer-Reaktion); ihnen fehlt die affektive Komponente des Fluchtverhaltens sowie die Intention. Umgekehrt ist jedoch anzunehmen, dass durch Zutritt von Umweltfaktoren (Erfahrung) die Verknüpfung solcher sensomotorischer Programme mit affektiven Bewertungsarealen ein Fluchtverhalten auslöst. Selbst der Begriff des „Ausweichens" ist nicht frei von einer Interpretation durch den Untersucher.

Furchtlähmungsreflex

Goddard [2000] beschreibt einen Angst-Paralyse-Reflex als „Furchtlähmungsreflex" und datiert sein Erscheinen in die frühe Embryonalzeit. Er soll Vorläufer des Moro-Reflexes sein und – so die Autorin – durch Letzteren gehemmt werden. Dabei ist allerdings unklar, auf welche Untersuchungen sich diese Erkenntnisse beziehen. Neurobiologisch dürfte der Embryo kaum in der Lage sein, solche affektiv-emotionalen Bewertungen von Gefahrensituationen vorzunehmen.

Der international anerkannte norwegische Neurophysiologe und Hirnforscher Kaada [1986, 1995] stellte die Hypothese der Existenz eines *„fear paralysis reflex"* in Zusammenhang mit seinen Überlegungen zum plötzlichen Kindstod (SIDS) auf, ohne jedoch eine ontogenetische Einordnung vorzunehmen. Die hier zusammengetragenen Erkenntnisse und Hypothesen weisen zahlreiche Parallelen zur Startle-Reaktion auf.

3.2 Assistenzprogramme

Sie sind Unterstützungs- und Hilfsprogramme der Sensomotorik, die entweder nur passager zu beobachten sind und spezifische Aufgaben einer Entwicklungsphase übernehmen oder – durch Anpassungsprozesse modifiziert – ein Leben lang zur Verfügung stehen. Sie haben keine unmittelbare Verknüpfung mit affektiven Bewertungszentren, können aber im Zuge der Reafferenz der neu gewonnenen Eingangssituation sekundär affektiv und sensomotorisch integriert werden. Verschiedene Assistenzprogramme stehen in enger Wechselwirkung mit komplexen Lernprogrammen und modulieren diese.

MERKE
Assistenzprogramme sind polysynaptisch verschaltete Reflexe, die keiner primär affektiven Bewertung unterliegen und, je nach Funktion, entweder in umschriebenen Phasen der Kindesentwicklung nachweisbar sind oder lebenslang zur Verfügung stehen. Letztere können durch neuronale Modulationen in Reaktionen überführt werden.

3.2.1 Galant-Reflex

Der Galant-Reflex (auch „Rückgratreflex") wurde zwischen 1904 und 1917 insgesamt viermal „neu" entdeckt und beschrieben, zuletzt von S. Galant. Dabei war offensichtlich, dass dieser Reflex nicht nur regelhaft bei jungen Säuglingen auftritt, sondern auch gelegentlich später zu finden ist [Peiper 1963].

Der Galant-Reflex entwickelt sich – wie der Saugreflex – aus der großen Gruppe der kutanen Reflexe und erscheint zwischen der 14. und 28. Woche p. c. mit zunehmender Intensität [Allen und Capute 1986]. Er wird mit ca. 3–5(6) Monaten postnatal inhibiert.

MERKE
Der Galant-Reflex ist ein zeitlich begrenztes, transitorisches Assistenzprogramm der Sensomotorik, das unmoduliert inhibiert wird.

Einseitiges Bestreichen der Rückenhaut neben der Wirbelsäule führt zur Kontraktion der gleichseitig gelegenen, tiefen autochthonen Rückenmuskulatur mit „Ausweichen" der irritierten Strukturen („C-Haltung"). Der Verlauf dieses Muskelverbundes erklärt die damit verbundene Kopf- und Beckenwendung. Dabei handelt es sich – ähnlich wie bei anderen kutanen Reflexen postuliert [Bundesärztekammer 1991] – jedoch nicht um ein Ausweichen im Sinne der Aktivierung eines Fluchtverhaltens. Auf beidseitige paravertebrale Reizung hingegen, reagiert der in ventraler Suspension schwebende junge Säugling mit einer koordinierten globalen Rückbeuge von Kopf und Becken hin zur Reizquelle (➤ Abb. 3.8, ➤ Film 7).

Dieser Verhaltensmechanismus dürfte die Austreibungsphase des Fetus unter der Geburt aktiv unterstützen (➤ Abb. 3.9) [Sacher und Michaelis 2011–2].

MERKE

Die motorische Funktion eines beidseitig ausgelösten Galant-Reflexes unterstützt mit einem hohen Grad der Wahrscheinlichkeit aktiv die Austreibungsphase eines Kindes unter der Geburt.

Der Galant-Reflex ist eng an die Aktivität der tiefen autochthonen Rückenmuskulatur gebunden und somit Ausdruck der Aktivierung dieses sensomotorischen Systems. Sein initiales Fehlen ist postpartal noch als Anpassungsphänomen an neue Umweltbedingungen bzw. als Folge des Geburtsstresses aufzufassen. Sein Nachweis und seine seitenbetonte Intensität können nur im Zusammenhang mit der weiteren neurologischen und kinesiologischen Untersuchung des Säuglings interpretiert werden.

Eine fehlende Auslösbarkeit des Galant-Reflexes vor dem 3. Monat kann Signal einer mangelhaften Aktivierung der motorischen Effektoren, wie bei zentral neurologischen Erkrankungen, sein. Hingegen lässt sein Nachweis in neonataler Intensität jenseits des 3. Lebensmonats keineswegs den alleinigen Rückschluss auf eine zerebrale Bedrohung zu [s. Vojta 1988]. Insbesondere neurologisch gesunde Säuglinge mit fixierter Retroflektion zeigen vermehrt noch deutliche Reflexmuster. Grund dafür dürfte die Fazilitation der tiefen autochthonen Rückenmuskulatur durch Anspannung der hochzervikalen Nackenmuskeln sein [Sacher und Michaelis 2011–2].

Schon Schaltenbrand [1925] gelang durch passives Anheben des Köpfchens und mit dem damit verbundenen reaktiven Einsatz der tiefen Nackenstrecker des in ventraler Suspension gehaltenen Säuglings die Verstärkung des Galant-Reflexes (➤ Kap. 3.2.8, TLR). Letztlich überprüft auch die Landau-Reaktion den Funktionszustand des paravertebralen Aufrichtungssystems.

Seitenunterschiede bei der Auslösung des Galant-Reflexes sollten ebenso als differente Aktivitäten des sensomotorischen Reflexsystems interpretiert werden. Sie können Folge einer fehlerhaften zentralnervösen Steuerung des motorischen Systems sein, aber auch ihre Ursache in einer unterschiedlichen Vorspannung der tiefen Rückenmuskulatur, wie bei seitenbetonten inneren Erkrankungen oder persistierenden Haltungsasymmetrien, haben.

Die Integration des Galant-Reflexes ist auf eine Löschung der sensiblen Auslösungszone paraverte-

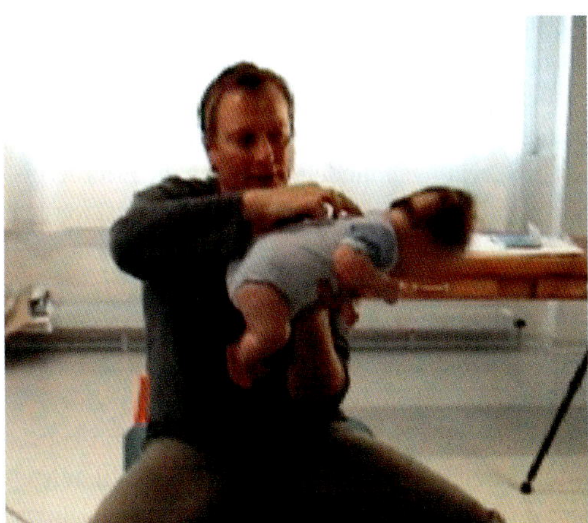

Abb. 3.8 Ein- und beidseitig ausgelöster Galant-Reflex, 14 Wochen alter Säugling ➤ Film 7.

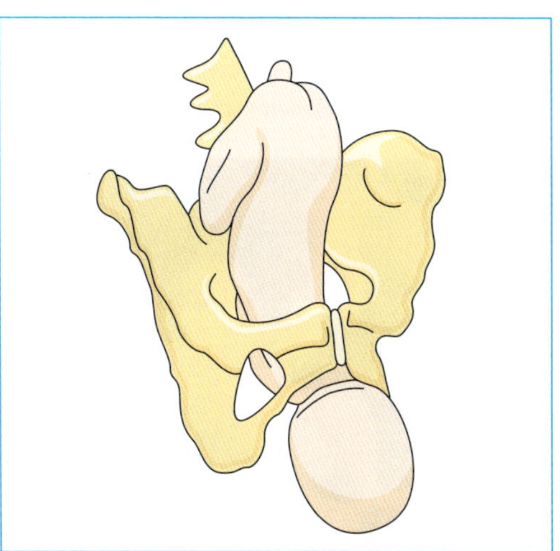

Abb. 3.9 Auslösung des beidseitigen Galant-Reflexes während der Geburt [L106].

3

bral zurückzuführen. Dabei kommt es – ähnlich wie in der Perioralregion – zur Reduktion der taktilen Auslösungszone, im Falle des Galant-Reflexes auf Areale der Axillarregion und Flanke. So können entsprechende sensomotorische Reaktionen selbst im Erwachsenenalter noch durch taktile Reize in Bereichen der Flankenregion ausgelöst werden.

Interessant ist, dass bei Klein- und Vorschulkindern mit besonderer taktiler Empfindlichkeit der klassische Galant-Reflex noch angedeutet auslösbar ist. Möglicherweise beruht die Löschung von sensiblen taktilen Auslösungszonen auch auf der allgemeinen Abnahme der taktilen Empfindlichkeit, also der Reizschwelle.

3.2.2 Babkin-Reflex

In den ersten 6–8 Lebenswochen erfolgt bei leichtem Druck auf die Handinnenfläche eine reflektorische Mundöffnung, ggf. begleitet von einem Augenschluss – der Babkin-Reflex. Die Fazilitation der Armflexoren durch leichte Traktion scheint dabei das Reflexmuster zu verstärken (➤ Abb. 3.10, ➤ Film 8).

Auf die Bedeutung dieses Reflexes für die gemeinsame Steuerung von Hand- und Mundbewegungen oder beim Stillen wurde bereits eingegangen (➤ Kap. 3.1.4). Diese Zusammenhänge werden im Rahmen der Logopädie als Bahnungsmechanismen der Mundmotorik genutzt.

Die Auswirkungen dieser neuronalen Vernetzung von Mund- und Handmotorik sind auch noch im Erwachsenenalter nachweisbar. So führt Zusammenbeißen der Zähne – abgesehen von der psychischen Bedeutung – oft zu einer Faustung, Mundöffnung gegen Widerstand jedoch zur tonischen Handöffnung und Fingerstreckung. Selbst beim angespannten Autofahren (Straßenglätte) beobachtet man, neben dem festen Griff am Lenkrad, eine vermehrt tonische Aktivität der Kiefermuskulatur. Umgekehrt sieht man bei Schulkindern beim Einbeinhüpfen noch häufig ein (einseitiges) Fausten mit vermehrtem Zungenspiel.

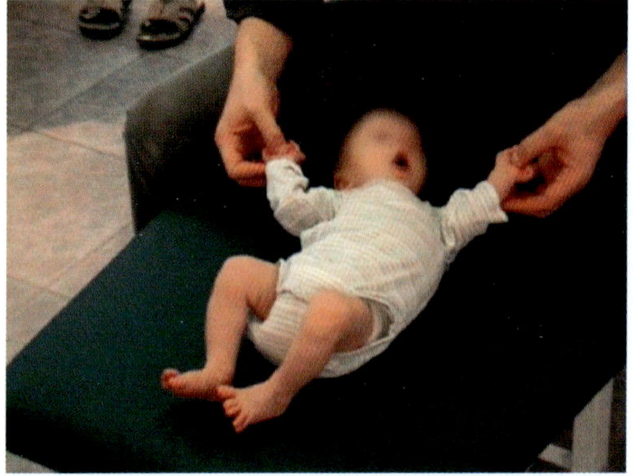

Abb. 3.10 Babkin-Reflex, 6 Wochen alter Säugling, ➤ Film 8.

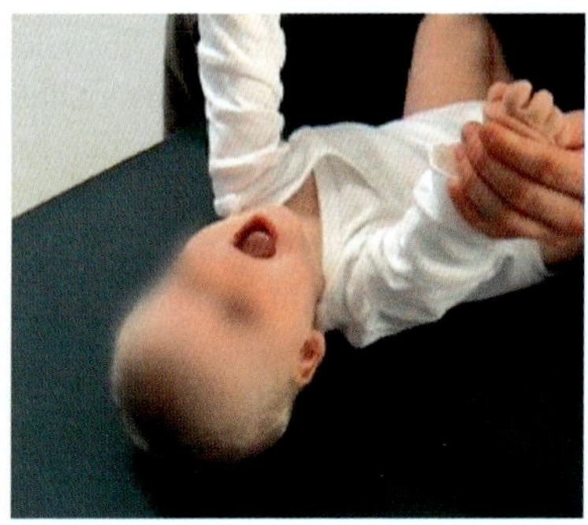

Abb. 3.11 Enthemmungsmuster mit gekoppelter Mundöffnung beim Traktionsversuch, 8 Monate alter Säugling mit hypotoner Zerebralparese, ➤ Film 9.

Im Falle einer zerebralparetischen Entwicklung können selbst propriozeptive Einflüsse der oberen Extremitäten und der Zervikalregion (Traktion) zu einer Mundöffnung führen (➤ Abb. 3.11, ➤ Film 9).

3.2.3 Tonische Nackenreflexe (TNR)

Die tonischen Nackenreflexe (TNR) gehören funktionell zur Gruppe der Assistenzprogramme. Ihnen fehlt augenscheinlich eine initiale affektive Bewertung des auslösenden Reizes. Sie können jedoch im Zuge einer reafferenten affektiven Bewertung des Antwortverhaltens und infolge zunehmend intentioneller motorischer Leistungen moduliert und an die Erfordernisse der weiteren Kindesentwicklung angepasst werden. Der Säugling ist also in der Lage, aus dem funktionellen Angebot der TNR eigene, bewusst durchzuführende, neue Bewegungsmuster zu generieren, zu üben und Freude an seinem Tun zu entwickeln.

Ihre Sonderstellung resultiert aus der tonischen Aktivität der sensorischen Verarbeitung propriozeptiver Informationen segmental und supraspinal (u. a. Nucleus cervicalis centralis als spinales Tonusregulationszentrum und Nucleus vestibularis lateralis [➤ Abb. 3.12] [Deetjen und Speckmann 1994, Wolff 1996]).

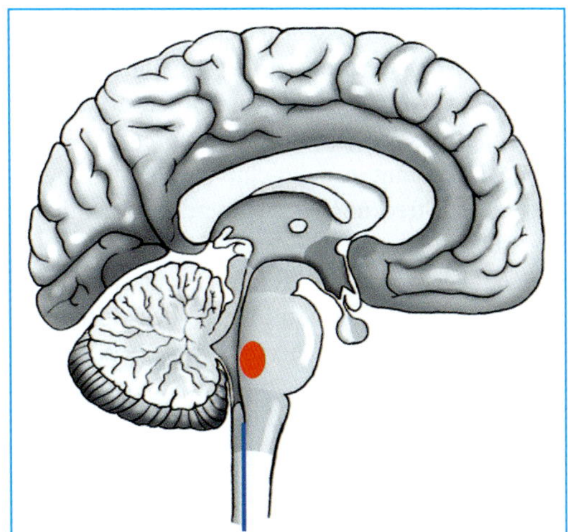

Abb. 3.12 Sagittalschnitt, Markierung rot – Lage des Vestibulariskerngebiets, Markierung blau – oberer Anteil des Nucleus cervicalis centralis (nach kaudal bis C4) [Shiland 2006].

In Abhängigkeit von der Verarbeitung des propriozeptiven Entladungsmusters der tiefen autochthonen Nackenmuskulatur und der periartikulären Strukturen der oberen Halswirbelsäule kommt es zu alternierenden Tonusverhältnissen der Extremitätenmuskulatur. Dabei wird zwischen einem **asymmetrisch-tonischen Nackenreflex (ATNR)** und einem **symmetrisch-tonischen Nackenreflex (STNR)** unterschieden.

HINTERGRUND-INFORMATIONEN

Der Nachweis des ATNR gelingt bei Frühgeborenen ab ca. der 18. Woche p. c. [zit. n. Brown et al. 1997]. Zwar wurde der STNR dabei nicht beobachtet, jedoch auch nicht gezielt untersucht. Aufgrund ihrer neurophysiologischen Wirkprinzipien ist davon auszugehen, dass es sich hierbei um eine einheitliche und zeitgleich aktivierte Reflexgruppe handelt.

Funktionsprinzipien der TNR

Dehnungsreize der periartikulären Propriozeptoren und der Muskelspindeln der Subokzipitalregion lösen eine **Erhöhung des Flexorentonus** der gleichseitigen oberen Extremität aus. Daraus resultiert eine Armbeugung. Beim ATNR (Hinterkopfseite) greift diese Tonusänderung flektierend auch auf die untere Extremität der gleichen Seite über, das Bein wird gebeugt. Beim STNR hingegen ist das Antwortverhalten der unteren Extremität invers, d. h. das Bein wird gestreckt [Deetjen und Speckmann 1994, Sacher und Michaelis 2011–3].

Eine **Kontraktion** im Bereich der Muskulatur der Subokzipitalregion wird dagegen als Reduktion der Vorspannung der Propriozeptoren detektiert. Daraus resultiert eine **Abnahme des Flexorentonus:** Der gleichseitige Arm wird gestreckt. Beim ATNR (Gesichtsseite) entsteht darüber hinaus eine gleichseitige Beinstreckung, beim STNR hingegen eine reziproke Beinbeugung.

Bei Kopfbewegungen in der **Frontalebene** (Kopfdrehung) ergeben sich **asymmetrische** propriozeptive Entladungsmuster der Subokzipitalregion (ATNR). Auf der Gesichtsseite kontrahiert sich die Nackenmuskulatur, auf der Hinterhauptsseite wird sie gedehnt. Aus Kopfbewegungen in der **Sagittalebene** (Kopf-Vor- und -Rückbeuge) resultieren **symmetrische** propriozeptive Entladungsmuster (STNR). Entweder werden beide Seiten der Nackenmuskulatur gedehnt oder sie spannen an.

ATNR: Die Kopfdrehung aus einer Neutralhaltung geht dabei mit einer Kontraktion der gesichtsseitigen tiefen Nackenmuskulatur einher, auf der Hinterhauptseite resultiert eine Dehnung, die ebenso u. a. durch die Aktivität der Muskelspindeln erfasst wird. Folge ist eine Extensorentonuserhöhung der Extremitäten auf der Gesichtsseite und Flexorenförderung auf der Hinterhauptseite [Deetjen und Speckmann 1994] (➤ Abb. 3.13).

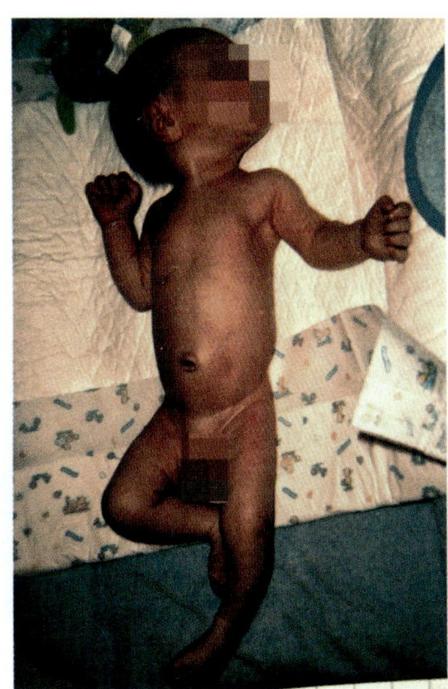

Abb. 3.13 ATNR, 4 Wochen alter, neurologisch unauffälliger Säugling.

MERKE

Der ATNR dient der alternierenden Tonusregulation der Extremitäten in der Rechts-Links-Ebene.

Inverser ATNR: Ist die Kopfrotation hingegen mit einer Retroflexion verbunden, so ergeben sich reziproke propriozeptive Entladungsmuster der Nackenmuskulatur und der periartikulären Strukturen mit inverser Tonussituation für die Extremitäten (➤ Abb. 3.14). Dabei resultieren ein Dehnungsreiz auf der Gesichtsseite (Flexorentonuserhöhung der gleichseitigen Extremitäten) und eine Kontraktion

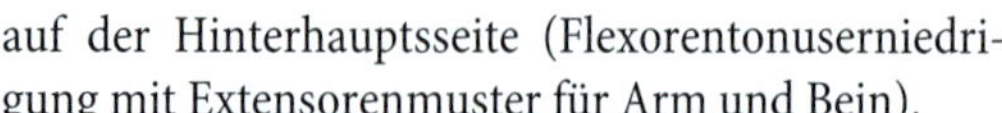

auf der Hinterhauptsseite (Flexorentonuserniedrigung mit Extensorenmuster für Arm und Bein).

STNR vorwärts: Eine Kopfvorbeuge wird als Dehnungsreiz von den Propriozeptoren der Zervikalregion erkannt, es folgt eine Flexion der oberen und eine Streckung der unteren Extremitäten (➤ Abb. 3.15).

STNR rückwärts: Eine Kopfrückbeuge wird infolge der symmetrischen Kontraktion der Muskulatur im Nackenbereich durch eine Armstreckung und Beinbeugung beantwortet (➤ Abb. 3.16).

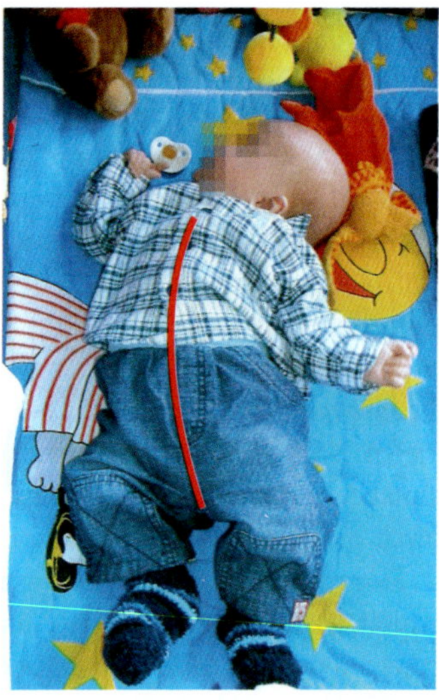

Abb. 3.14 Inverser ATNR, 12 Wochen alter neurologisch unauffälliger Säugling (mit Funktionsstörung im Kopfgelenkbereich) in rechtskonvexer Körperhaltung [Sacher 2009].

MERKE

Der STNR dient der alternierenden Tonusregulation der oberen und unteren Extremitäten.

HINTERGRUND-INFORMATIONEN

Inwieweit eine erste (abgleichende) Verarbeitung der Afferenzen aus den paarig angelegten tiefen Nackenmuskeln sowie den periartikulären Propriozeptoren im Nucleus cervicalis centralis erfolgt, um alternierende rechts-links (ATNR) oder oben-unten (STNR) Tonusmuster zu generieren, ist nicht sicher. Solche initialen Verarbeitungsmechanismen von sensorischen Informationen am Ort ihrer Entstehung sind von Auge (Retina) und Vestibularapparat (Ganglion spirale) bekannt [zit. n. Rohen 1985, Saborowski 2001]. Die Wirkungsweise der alternierenden Tonussteuerung der oberen Halswirbelsäule ähnelt jener, die von anderen spinalen Rhythmusgeneratoren [Illert und Kuhtz-Buschbeck 2006] bekannt ist.

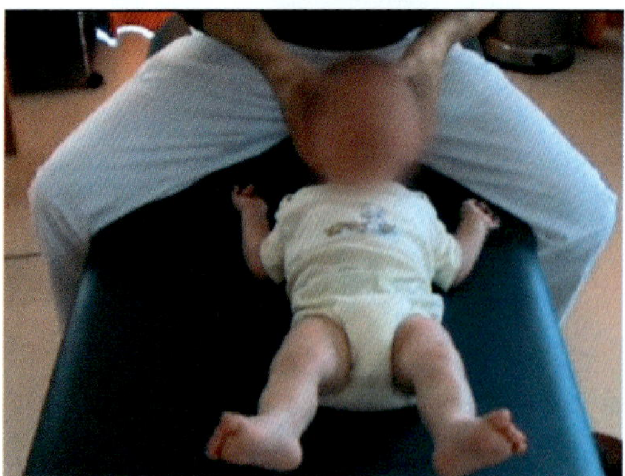

Abb. 3.15 STNR vorwärts, 12 Wochen alter, neurologisch unauffälliger Säugling (mit Funktionsstörung im Kopfgelenkbereich) [Sacher 2009].

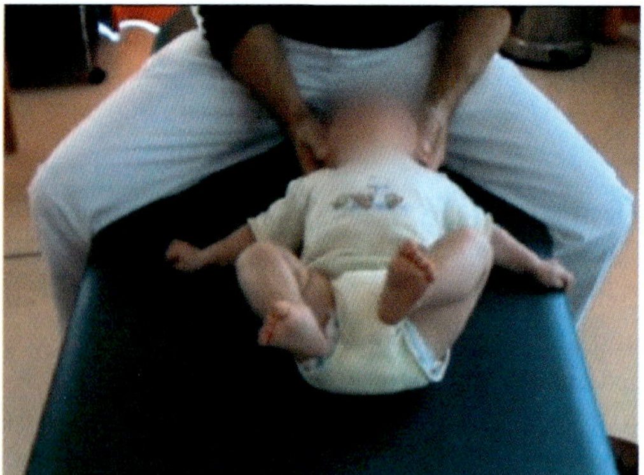

Abb. 3.16 STNR rückwärts, 12 Wochen alter, neurologisch unauffälliger Säugling (mit Funktionsstörung im Kopfgelenkbereich) [Sacher 2009].

Modulation und Integration der TNR

Die Auslösung von TNR auf passive Kopfbewegungen gestaltet sich selbst im frühen Säuglingsalter äußerst variabel. So reagieren viele Neugeborene und junge Säuglinge kaum oder nicht auf entsprechende Reize. Andererseits können klassisch-reflektorische Phänomene z. T. bei 3 Monate alten, neurologisch gesunden Säuglingen beobachtet werden (➤ Abb. 3.17, ➤ Film 10 und ➤ Abb. 3.18, ➤ Film 11).

Die spontane Umkehr des Reflexmusters im Film 11 ist Folge der Fazilitation der Strukturen des Bewegungssystems.

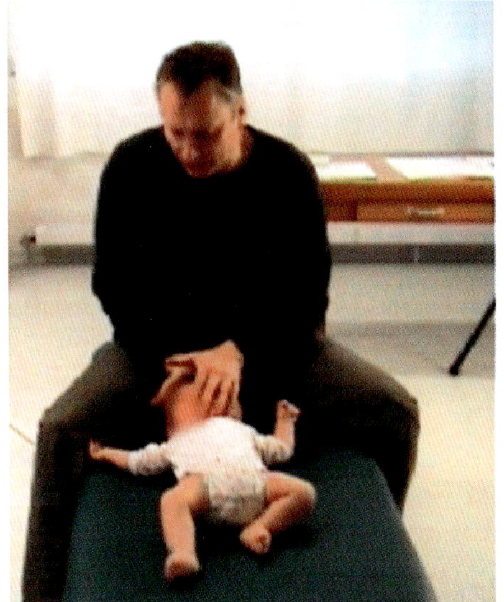

Abb. 3.17 ATNR-Muster bei passiver Kopfdrehung mit tonischer Komponente, 12 Wochen alter Säugling, ➤ Film 10.

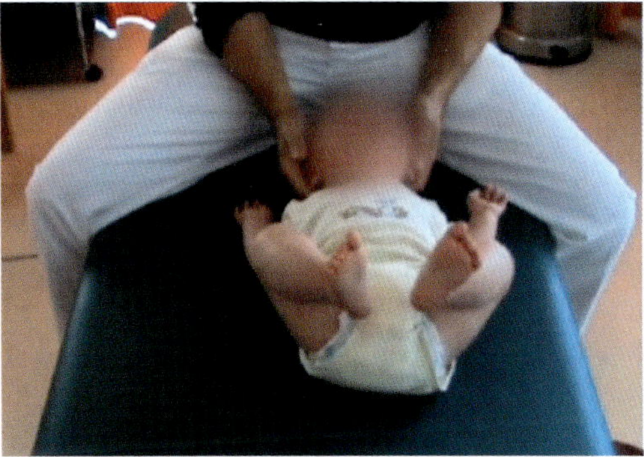

Abb. 3.18 STNR vorwärts und rückwärts, 12 Wochen alter, neurologisch unauffälliger Säugling (mit Funktionsstörung im Kopfgelenkbereich) [Dr. M. Wuttke], ➤ Film 11.

Die Integration der tonischen Nackenreflexe in das sensomotorische System verläuft also individualtypisch und lässt sich nicht in enge Zeitgrenzen einordnen.

Selbst flüssige assoziierte Extremitätenbewegungen auf aktive Kopfrotationen mit alternierender Tonussituation sind nicht selten. Sie sind entsprechend ihrer Integrationsphase der jeweiligen Kopfhaltung angepasst, es entwickeln sich Reaktionen (➤ Abb. 3.19, ➤ Film 12).

Weiterhin ist zu beachten, dass die Tonussteuerung der Extremitätenmuskulatur auch zentralen Mechanismen u. a. aus dem Vestibularapparat unterliegt, die sich überlagern und zu unterschiedlichen Antwortmustern führen. Wie erwähnt, wird der vorherrschende globale Beugetonus des Neugeborenen ab ca. der 6. Lebenswoche durch Förderung eines Extensorentonus abgelöst. Dies führt zu zunehmend variablen Mustern der Extremitäteneinstellung.

MERKE

ATNR und STNR sind Assistenzprogramme der Lagesicherung und der anfänglichen Extremitätenkoordination. Aus ihnen resultieren erste Bewegungsangebote für die intentionelle Motorik.

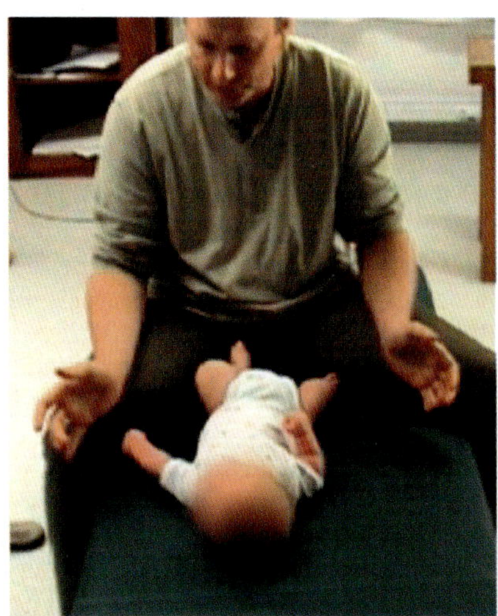

Abb. 3.19 Aktive Kopfbewegungen mit flüssiger reaktiver Anpassung der Tonussituation der Extremitäten und des Rumpfs als Zeichen der Haltungsstabilität, 10 Wochen alter Säugling, ➤ Film 12.

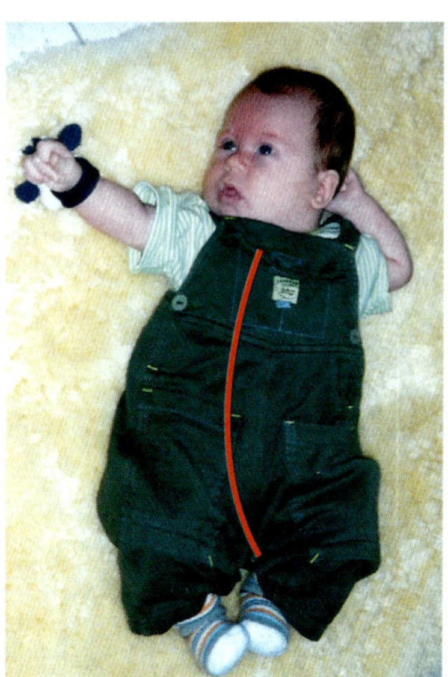

Abb. 3.20 Fechterstellung, 8 Wochen alter Säugling in rechtskonvexer Körperhaltung [Sacher 2009].

ATNR und STNR übernehmen auch physiologische Aufgaben der Haltesteuerung. Durch die zunehmende kortikospinale Steuerung verliert sich ihre motorische Dominanz. Die tonusregulierenden Eigenschaften bleiben jedoch erhalten [Gschwend 2000, Illert und Kuhtz-Buschbeck 2006]. Sie bahnen Bewegungsmuster.

Ausdruck dieser Entwicklung ist z. B. die Fechterstellung des jungen Säuglings, bei der tonisch engrammierte Programme zunehmend intentioneller (kortikospinaler) Motorik weichen (➤ Abb. 3.20).

HINTERGRUND-INFORMATIONEN

Vojta [1988] unterschied stringent zwischen einem ATNR und der Fechterstellung. Nach seiner Ansicht ist die Fechterstellung Ausdruck der optischen Orientierung. Persistiere der ATNR über seine vermeintliche Waltezeit von 4–6 Wochen hinaus, so sei von einer zerebralen Bedrohung auszugehen. Darüber hinaus können bei der Fechterstellung die beim ATNR zu beobachtenden Muster der Innenrotation der großen Gelenke, ggf. mit Daumeninklination und Spitzfußstellung, nicht beobachtet werden. Dem muss entgegengehalten werden, dass sich zum Ende der 4.–6. Lebenswoche die vorbeschriebenen Änderungen der globalen Tonusförderung realisieren. Aus der zunehmenden kortikalen Kontrolle resultieren entsprechende Modulationen der Bewegungssteuerung. Diese führen zur physiologischen Reduktion von Adduktions- und Innenrotationsmustern, verbunden mit einer zunehmenden Handöffnung. Im Falle einer zentralnervösen Störung bleiben nicht selten Adduktions- und Innenrotationsmuster – infolge einer reduzierten Modulationsfähigkeit von reflektorischen Programmen – erhalten. Unterläge die Fechterhaltung lediglich der optischen Kontrolle mit Armstreckung und Greifbereitschaft, so wäre die Beugetonuserhöhung auf der Hinterhauptseite nicht zu erwarten. Darüber hinaus würde der junge Säugling angesichts seiner beschränkten visuellen Fähigkeiten eher den gesichtsseitigen Arm beugen, um die Hand ins Gesichtsfeld zu bringen. Aus dem funktionellen Angebot der asymmetrischen Tonussituation der oberen Extremitäten resultiert ein deutlich vergrößerter Aktionsradius des jungen Säuglings mit Bahnung einer intentionellen Bewegung, um beispielsweise ein Spielzeug zu greifen.

Die Trennung von ATNR und Fechterstellung durch Vojta war eine notwendig gewordene Konsequenz der – nach seiner Ansicht – funktionell hierarchischen Gliederung des ZNS, durch die angeborene Fremdreflexe im Alter von 6–8 Wochen inhibiert bzw. durch „höhere" Hirnaktivitäten ersetzt werden. Schließlich ergäbe sich im Alter von 3 Monaten eine kortikale Bahnung von Bewegungen, bei der erst dann höhere Hirnareale aktiv würden. Das Subsidiaritätsprinzip (➤ Kap. 1.4) erlaubt hingegen, das Nebeneinander von intentionellen und reflektorischen Leistungen hin zu reaktiven Mustern zu erklären und die klinischen Beobachtungen zwanglos zu verstehen.

MERKE

Die Fechterstellung ist Ausdruck der Integration reflektorischer Mechanismen des ATNR.

Die Funktionen des STNR lassen sich ebenfalls physiologisch nachweisen. Wenn im Traktionsversuch beim jungen Säugling das Köpfchen noch nach hinten fällt, werden die Beine gebeugt. Mit zunehmender Kopfkontrolle erfolgt im gleichen Test eine Kopfvorbeuge, die Arme beugen sich und die Beine werden – als Kontrapunkt der Rumpfstabilisierung – gestreckt (➤ Abb. 3.21, ➤ Film 13).

Zeichen der physiologischen Integration des STNR im Säuglingsalter ist der Fuß-Mund-Kontakt mit etwa 6 Monaten. Fehlt er, gestaltet sich die weitere Bauchlageentwicklung mit alternierenden Krabbelmustern erfahrungsgemäß schwieriger oder wird verzögert.

MERKE

Der Fuß-Mund-Kontakt ist Ausdruck eines zunehmend variablen Bewegungsrepertoires des Säuglings.

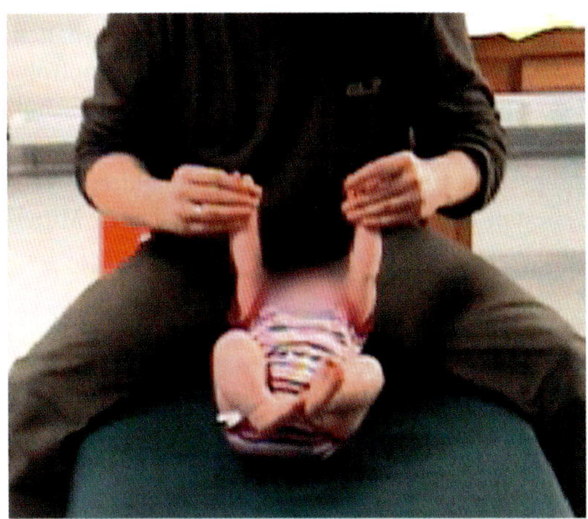

Abb. 3.21 Extremitätentonisierung beim Traktionsversuch, 8 Wochen alter Säugling, ➤ Film 13.

Im Falle der Entwicklung einer spastischen Zerebralparese können die Bewegungsmuster der TNR unmoduliert erhalten bleiben und sich mit den bekannten Mustern der Enthemmung des unteren Motoneurons überlagern. Die Folge sind beispielsweise Streckmuster der Extremitäten auf der Gesichtsseite mit Innenrotation, Adduktion im Schultergelenk bis hin zur Fingerstreckung und Spitzfußstellung (➤ Abb. 3.22, ➤ Film 14).

In Abhängigkeit von ihrer kognitiven Entwicklung sind selbst Kinder mit Zeichen einer Athetose in der Lage, bewusst auf die Bewegungsengramme der TNR zurückzugreifen, um über Kopfbewegungen intentionelle, ersatzmotorische Leistungen zu bahnen.

Die Aktivierung der TNR gelingt auch über labyrinthäre Steuerungsmechanismen (➤ Kap. 3.2.8, Labyrinth-Stellreflexe) sowie durch Spannungsphänomene der tiefen autochthonen Rückenmuskulatur. Schließlich sind die tiefen Nackenmuskeln zugleich der oberste Anteil der – als Organverbund aufzufassenden – autochthonen Rückenmuskulatur, die sich vom Becken bis zum Schädelbasisbereich erstreckt. So teilen sich entsprechende **Tonusänderungen im Beckenbereich** via autochthoner Rückenmuskulatur den **Propriozeptoren der Halswirbelsäule** mit und führen – je nach Entladungsmuster – zur Auslösung von assoziierten Extremitätenbewegungen. Bei der Haltungsprovokation im Collis verticalis z. B. führt das Loslassen eines Beines zu reflektorischen, tonisch gehaltenen Begleitbewegungen der Arme. Im Seitenvergleich wird eine stereotype Kopplung deutlich (➤ Abb. 3.23, ➤ Film 15, ➤ Kap. 6.2).

MERKE

Die TNR reagieren auf Spannungsphänomene beider Wirbelsäulenpole.

Auch bei passiver Beugung der Hüften im Beckenbereich wird das propriozeptive Afferenzmuster der Beckenregion in die obere Halswirbelsäule übertragen, sodass es zu reaktiv assoziierten, symmetrischen Armbewegungen kommt (➤ Abb. 3.24, ➤ Film 16).

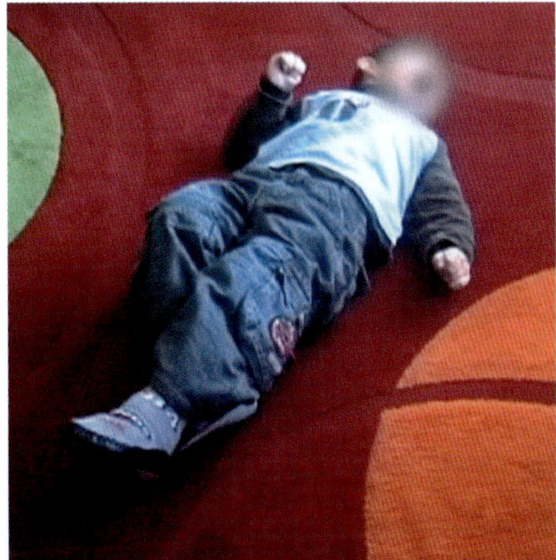

Abb. 3.22 ATNR mit stereotypen, unmodulierten Begleitbewegungen auf aktive Kopfdrehung, 6-jähriges Kind mit beidseitig spastischer ICP, ➤ Film 14.

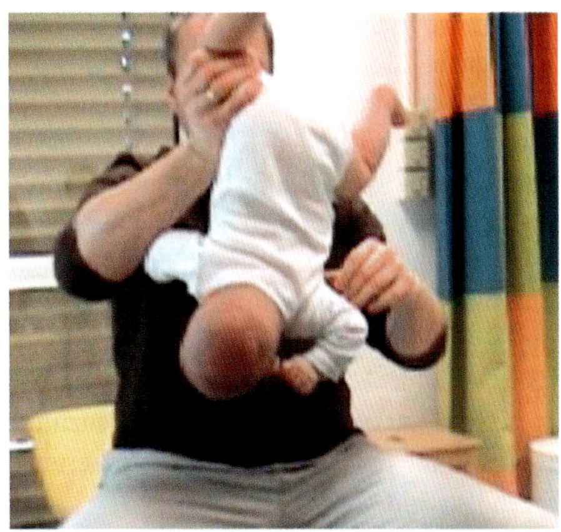

Abb. 3.23 Collis verticalis: Funktionelle Verknüpfung der Wirbelsäulenpole mit seitendifferenten Armreaktionen, 14 Wochen alter, neurologisch unauffälliger Säugling mit Kopfgelenkblockierung, ➤ Film 15.

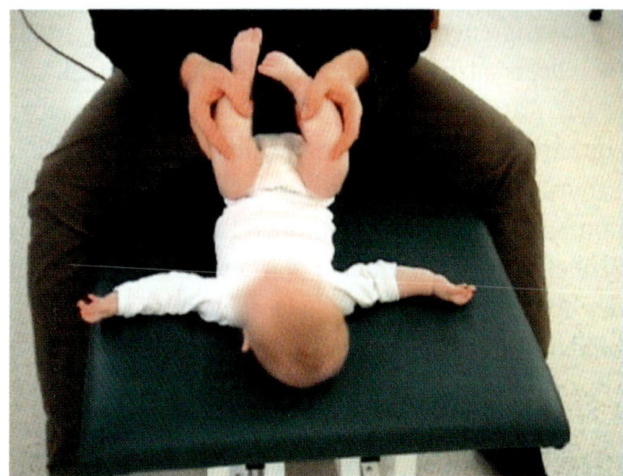

Abb. 3.24 Beckenkippung: Funktionelle Verknüpfung der Wirbelsäulenpole, 16 Wochen alter, neurologisch unauffälliger Säugling mit funktioneller Störung im Kopfgelenkbereich, ➤ Film 16.

Angepasste und somit veränderte, zunehmend variable Tonusänderungen der Extremitätenmuskulatur fließen später in die nichtintentionellen, dynamischen Programme der Halte- und Stellsteuerung ein. Sie übernehmen beispielsweise Funktionen globaler statokinetischer Reaktionen.

MERKE

Die tonischen Nackenreflexe sind Beispiele für Assistenzprogramme der Sensomotorik, die moduliert ein Leben lang zur Verfügung stehen.

3.2.4 Hals-Stellreflex

Er ermöglicht die Verteidigung der Kopf-Körper-Stellung in Bezug auf passive Änderungen der Kopfposition. Dabei folgt der Körper einer passiven Kopfrotation im Raum. Rotiert man bei einem Neugeborenen oder einem jungen Säugling den Kopf aus einer Neutralhaltung zur Seite, so ergibt sich nicht selten eine En-bloc-Rotation des Rumpfs. Resultat ist die neutrale Ausrichtung der Kopf-Körper-Achse. Grund dafür könnte die Verhinderung eines noch schwer zu verarbeitenden Afferenzmusters sein und somit der Reflex der Haltesicherung bei passiven Lageänderungen dienen.

Der Hals-Stellreflex muss vom ATNR unterschieden werden, er stellt gewissermaßen seinen Gegenspieler dar. Dieser Reflex ist in seiner ausgeprägten Form oft nur in den ersten 4–6 Wochen nachweisbar, bleibt aber moduliert lebenslang erhalten. Schaltenbrand [1925] beobachtete ihn bei Kopfrotation aus der Rückenlage auch noch bis ins Vorschulalter. Die hier wirksamen zentralnervösen Steuerungsebenen unterscheiden sich von anderen Stellreflexen, da ihre Zentren weiter kaudal im Mittelhirn liegen [Schaefer 1972].

MERKE

Hals-Stellreflexe sichern eine neutrale Einstellung der Kopf-Körper-Achse bei passiven Bewegungen des Kopfs.

Einseitige En-bloc-Bewegungen im Säuglingsalter sind Zeichen einer nozifensiven Reaktion (➤ Abb. 3.25, ➤ Film 17) oder einer ausgeprägten zervikalen Dysplasie.

Rotiert man das Köpfchen hingegen langsam und überwindet den anfänglichen Widerstand durch isometrisches Halten der Drehbewegung, so lässt sich (variabel) eine Hals-Stellreaktion auslösen.

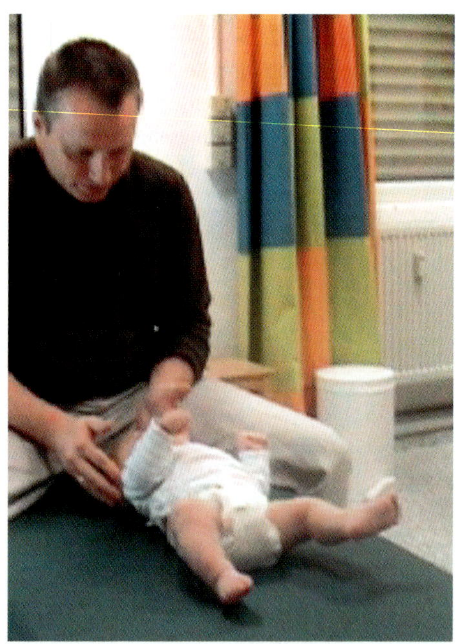

Abb. 3.25 Einseitige En-bloc-Bewegung bei passiver Rotation des Kopfs gegen den Rumpf, 14 Wochen alter, neurologisch unauffälliger Säugling mit funktioneller Störung im Kopfgelenkbereich, ➤ Film 17.

3.2.5 Hals-Stellreaktionen

Sie ermöglichen eine asymmetrische Rumpfanpassung an Kopfbewegungen und laufen anfangs reflektorisch ab [Sacher und Michaelis 2011–3].

MERKE

Hals-Stellreaktionen dienen der asymmetrischen Rumpftonisierung im Sinne der physiologischen Säuglingsskoliose.

Dabei ist beim Säugling zwischen Hals-Stellreaktionen auf eine Kopfseitneige und auf eine Kopfrotation zu unterscheiden (➤ Abb. 3.26).

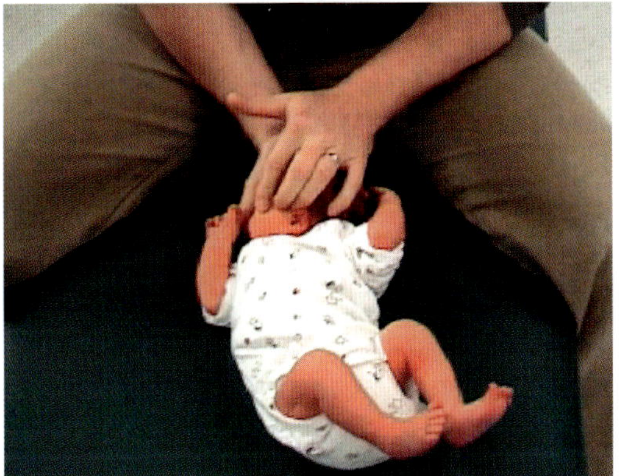

Abb. 3.27 Hals-Stellreaktion in Rückenlage: passive Kopfrotation mit asymmetrischer Rumpfstabilisierung, 7 Wochen alter Säugling [Sacher 2009].

Während bei jungen Säuglingen in Rückenlage eine Seitneige des Kopfs reflektorisch mit einer gleichseitigen Beckenwendung und -hebung beantwortet wird, erfolgt auf eine Rotation die identische Rumpfreaktion jedoch zur Gegenseite (➤ Abb. 3.27).

In Bauchlage hingegen reagiert der Säugling auf eine Kopfdrehung mit einem gleichseitigen Beckenschwenk (➤ Abb. 3.28).

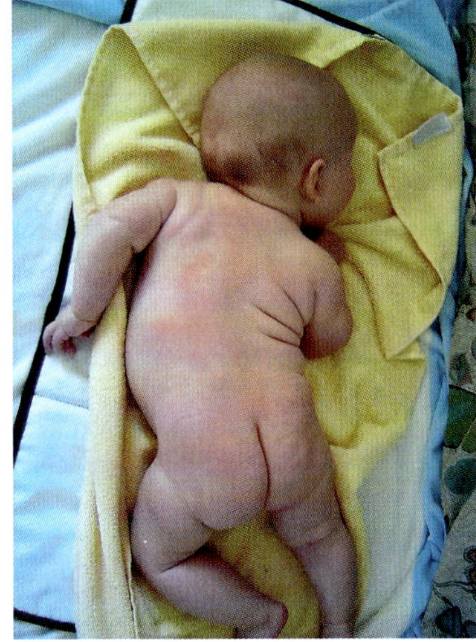

Abb. 3.28 Hals-Stellreaktion in Bauchlage: Kopfrotation mit asymmetrischer Rumpfstabilisierung und Armretraktion, 12 Wochen alter Säugling [Sacher 2009].

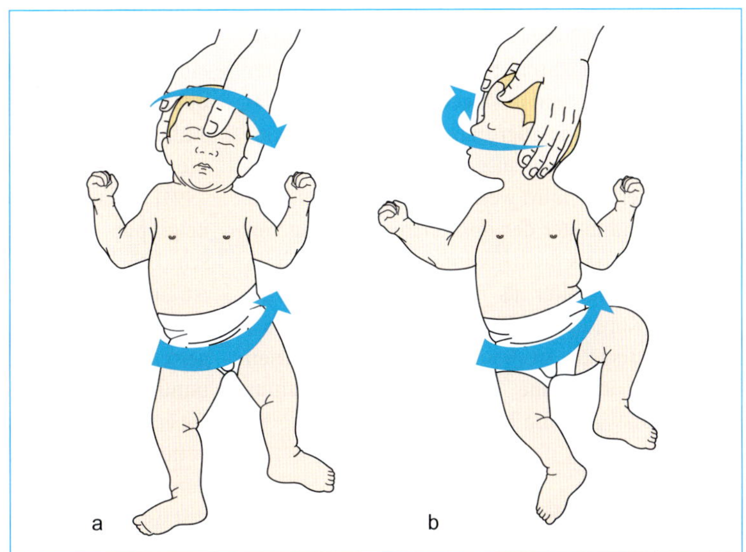

Abb. 3.26 Hals-Stellreaktionen in Rückenlage [Sacher 2009; L106]: a) auf Kopfseitneige und b) auf Kopfrotation.

3

MERKE

Hals-Stellreaktionen übernehmen Aufgaben der Lagesicherung durch asymmetrische Rumpfanpassungen an die Kopfstellung.

Diese inkonstant, aber in identischen Mustern auftretenden, reflektorischen Rumpfanpassungen sind als Hals-Stellreaktionen von Kubis beschrieben worden [zit. n. Seifert 1975] und können z. T. noch bei Kindern und mobilen Erwachsenen als fein dosierte, der jeweiligen Kopf-Rumpf-Stellung angepasste Folgebewegungen reproduziert werden [Sacher 2009].

HINTERGRUND-INFORMATIONEN

Die Bezeichnung „Hals-Stellreaktion" für die reflektorische Rumpfanpassung an eine Kopfhaltung im frühen Säuglingsalter ist aus neurophysiologischer Sicht nicht korrekt, da es sich hier noch um unmodulierte Reiz-Antwort-Beziehungen handelt. In Anbetracht ihrer späteren Umwandlung in adaptive Reaktionsmuster und für die Abgrenzung vom Hals-Stellreflex (➤ Kap. 3.2.4) soll die von Kubis vorgeschlagene Terminologie jedoch beibehalten werden.

Von diesen Mechanismen kann man sich im Selbstversuch leicht überzeugen. Neigt man den Kopf in leicht gebeugter Rückenhaltung (legeres Sitzen) zur Seite, so buckelt sich der Rücken zur Gegenseite aus: Man nimmt eine an die jeweilige Kopfhaltung angepasste Skoliose ein.

Diese Ausgleichsbewegungen haben im Kindes- und Jugendalter ihren reflektorischen Charakter verloren. Ihnen liegen phylogenetisch alte muskuläre Halteprogramme zugrunde, die durch propriozeptive Informationen ausgelöst und ggf. in Bewegungsmuster überführt werden. Sie bestimmen später die Grundmuster der muskulären Führung von Bewegungen. Hals-Stellreaktionen sind demnach im frühen Säuglingsalter als reflektorische Mechanismen der Kopf-Rumpf-Einstellung anzusehen. Sie werden erst später zu modifizierten, fein dosierten Reaktionen im Sinne eines Servomechanismus (➤ Abb. 3.29, ➤ Film 18).

MERKE

Hals-Stellreaktionen sind ein Beispiel für die Überführung von Reflexen in spätere Reaktionen.

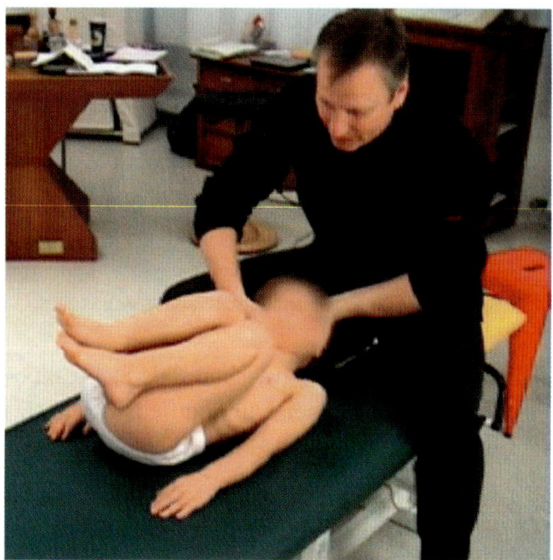

Abb. 3.29 Servomechanismus: fein dosierte reaktive Übertragung einer passiven Kopfseitneige bis ins Becken, Grundschulkind, ➤ Film 18.

Ursachen für die verschiedenen Rumpfanpassungen auf Rotation und Seitneige des Kopfs in Rücken- sowie in Bauchlage sind neben zentralen Steuerungsmechanismen biomechanische Funktionsprinzipien der Halswirbelsäule [Sacher 2009].

3.2.6 Servomechanismus und autochthone Rückenmuskulatur

Schon im Hinblick auf die phylogenetische Entwicklung kommt der autochthonen Rückenmuskulatur eine herausgehobene Stellung zu. Sie ist die älteste quergestreifte Muskulatur mit charakteristischem Aufbau und hat ihren Platz im Zuge der Evolution nie verlassen [Benninghoff und Goerttler 1961, Putz 1994]. Diese überwiegend tonisch arbeitende Muskelgruppe wird bei zahlreichen entwicklungsgeschichtlich alten Spezies reflektorisch gesteuert und ist auch beim Menschen kortikal nur gering repräsentiert (➤ Abb. 3.7). Da sie nicht durch Faszien getrennt ist, wird ihre Arbeitsweise als Organverbund aufgefasst [Linc, zit. n. Vojta und Peters 1997]. Sie ermöglicht in Verbindung mit ventralen Muskelketten die direktionale, kranio-kaudale Übertragung von Halswirbelsäulenbewegungen bis zum Becken mit weitgehend autonomer Funktionsweise im Sinne eines Servomechanismus. Wir gehen davon aus, dass es sich dabei um evolutionär selektierte Haltungs- und Bewegungsprogramme handelt, ähnlich wie die des Reflexumdrehens und Reflexkriechens. Sie werden später im nichtintentionellen motorischen System überarbeitet und gespeichert. Ob im Falle einer fehlerhaften Steuerung ein Bezug zur Entwicklung von idiopathischen Skoliosen besteht, muss abgewartet werden.

MERKE

Der Servomechanismus für die Übertragung von Kopfbewegungen bis zum Becken ist die Grundlage der Hals-Stellreaktion, er bahnt Bewegungen.

HINTERGRUND-INFORMATIONEN

Die spätere Lordosierungstendenz der Lendenwirbelsäule wirkt diesem Funktionsprinzip durch Änderung des biomechanischen Zusammenspiels zwischen Brust- und Lendenwirbelsäule entgegen (Lovett-Regeln [s. Lewit 1997]). In einer Kyphosehaltung rotieren dabei die Lendenwirbel auf eine Seitneige in die Richtung der Neigung. Eine lordosierte Lendenwirbelsäule dreht sich hingegen in die Gegenrichtung und hebt die Anpassungsbewegung der Brustwirbelsäule im thorakolumbalen Übergang bei Kopfdrehungen auf. Der aufrechte Gang und Stand mit Lendenlordose verhindert daher eine Mitbewegung des Beckens bei Kopfdrehungen.

Schon Vojta und Peters [1997] beschrieben einen Servomechanismus in Bezug auf die autochthone Rückenmuskulatur. Dabei bezogen sich die Autoren jedoch auf die intermuskulären Bindegewebsbrücken als Energiespeicher. Kontrahiert sich die paravertebrale Muskulatur einseitig – wie beim Kriechen oder Krabbeln –, so wird das straffe Bindegewebe kontralateral gedehnt. Diese Dehnung unterstützt als Vorspannung in der nächsten Phase die Kontraktion der konvexseitigen autochthonen Rückenmuskulatur mit Freisetzung der Energiereserven. Die alternierende Komplexbewegung würde somit ökonomisiert und koordiniert.

3.2.7 Kombination von Rumpf- und Extremitätentonussteuerung

Die Rumpf- und Extremitätentonisierung im Säuglingsalter unterliegt unterschiedlichen reflektorischen Steuerungsprinzipien. Während die TNR die Tonussteuerung der Extremitäten übernehmen, erfolgt über die Hals-Stellreaktionen eine Anpassung der Rumpfhaltung. Dabei kommt es zu unterschiedlichen Kombinationsmustern. Während die eingenommene Kopfhaltung in ➤ Abb. 3.20 einen **ATNR mit rechtskonvexer Körperhaltung** auslöst, ist in ➤ Abb. 3.14 eine **Rechtskonvexität mit inversem ATNR** zu sehen.

Die Etablierung unterschiedlicher Wirkprinzipien für die Halte- und spätere Stellsteuerung des Rumpfs (Hals-Stellreaktionen) und der Extremitäten (TNR) hat den Vorteil der variablen Reaktion auf unterschiedliche Erfordernisse ihrer Tonusanpassung. Vermutlich ermöglicht ihre Interaktion auch die Bahnung anderer Bewegungsmuster wie dem Positionswechsel.

MERKE

Die propriozeptiven Entladungsmuster der Subokzipitalregion steuern die infantile Halte- und Stellsteuerung.

Eingeleitet durch Kopf- oder Beckenbewegungen kommt es dabei zu einer Bewegungsbahnung für die Extremitäten und den Rumpf, die schon ab dem 3. Monat zu zufälligen Positionswechseln führen können. Sie werden in der Folgezeit durch bewusst gesteuerte motorische Programme geübt und gespeichert. Gegen Ende des 5./6. Monats ist der Säugling in der Lage, seine Position im Raum selbst zu bestimmen. Das Umdrehen aus einer Bauchlage geht dabei in der Regel dem Positionswechsel aus der Rückenlage voraus. Treten jedoch Intoleranzen der Bauch- oder Rückenlage auf, ergeben sich nicht selten individuelle Variationen bezüglich des zeitlichen Auftretens sowie der Abfolge des Positionswechsels.

Bauchlageintoleranzen sind nach unseren Erfahrungen häufiger bei Säuglingen zu beobachten, die sich vermehrt überstrecken und das Köpfchen nicht ausreichend heben können. Physiologischerweise wäre zu erwarten, dass ein Kind im Alter von 4 Monaten die Sehachse horizontal ausrichten kann (➤ Abb. 3.30).

Die altersgerechte Kopfkontrolle und eine ausreichende Kopfhebung sind also Voraussetzungen für die Bauchlageentwicklung mit der sich daraus ergebenden Stützbereitschaft. Die physiologische Kopfreklination im oberen Halswirbelsäulenbereich er-

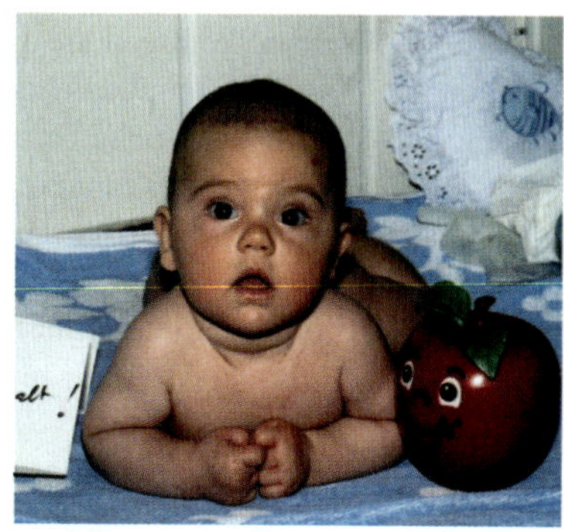

Abb. 3.30 Physiologische Kopfhebung in Bauchlage, 4 Monate alter Säugling.

laubt dabei die zunehmende Aktivierung der Armextensoren: Die Arme werden vor die Schulterachse gebracht.

Im Falle einer nicht ausreichenden Kopfrückbeuge ist neben zentralnervösen, muskulären oder Stoffwechselerkrankungen an eine funktionelle Störung der oberen Halswirbelsäule zu denken. Die weitere Bauchlageentwicklung ist dann erschwert.

Rückenlageintoleranzen sind hingegen schwieriger einzuordnen. Sie treten erfahrungsgemäß vermehrt bei unruhigen Säuglingen auf. Möglicherweise profitieren diese Kinder von einer höheren sensorischen (Bauchlage-)Sicherheit. Ähnlich wie bei der Moro-Reaktion scheinen bei der Auslösung von haltungsstabilisierenden Regulationen auch taktil-propriozeptive Informationen aus weiteren Regionen als Signal der Haltungsstabilität einzufließen.

MERKE

Aus den unterschiedlichen reflektorischen Steuerungsprinzipien für die Extremitäten- und Körperhaltung ergeben sich variable Muster der Haltungsanpassung an eine eingenommene Kopf- und Beckenhaltung. Sie unterstützen die Bahnung der Lokomotion.

3.2.8 Der Einfluss vestibulärer Afferenzen auf die Tonussteuerung

Das vestibuläre System liefert beständig Informationen über die Kopfstellung im Raum.

HINTERGRUND-INFORMATIONEN

Die Rezeptoren liegen im Innenohr und verteilen sich auf das Makulaorgan im Vestibulum (Linearbeschleunigung und Schwerkraft) sowie die labyrinthären Bogengänge (Drehbeschleunigungen). Eine erste Verarbeitung der Afferenzen erfolgt im Ganglion spirale [Rohen 1985]. In der Praxis werden die Begriffe „vestibulär" und „labyrinthär" meist synonym für Gleichgewichtsinformationen aus dem Innenohr benutzt. Auf die (neurootologische) Differenzierung wird aus Übersichtsgründen auch von uns verzichtet.

Aus einer Änderung der Kopfstellung, aber auch infolge von Beschleunigungsbewegungen (die unabhängig von Schwerkrafteinflüssen sind und u. a. durch die Trägheit der Endolymphe in den Bogengängen erfasst werden) resultiert eine veränderte Afferenz, die in Verbindung mit Informationen anderer Wahrnehmungsbereiche durch das motorische System komplex beantwortet wird. Insofern handelt es sich bei der Anpassung an vestibuläre Reize um ständig ablaufende dynamische Mechanismen, die in alle Steuerungsfunktionen der Sensomotorik einfließen und als tonische Labyrinthreflexe (TLR) bezeichnet werden.

MERKE

Vestibuläre Informationen werden kontinuierlich reflektorisch beantwortet.

Diese Innenohrafferenzen dienen einerseits der Orientierung im Raum, andererseits beeinflussen sie den Spannungszustand der Skelettmuskulatur und insbesondere der tiefen Nackenmuskulatur. Als TLR regulieren sie die tonische Hintergrundaktivität zahlreicher anderer Reflexe (➤ Kap. 3.1.1, Moro-Reaktion).

HINTERGRUND-INFORMATIONEN

Prechtl [1997] geht – wie eingangs erwähnt – von einer postnatalen Aktivierung des vestibulären Systems aus. So konnte der Autor bei Provokationsuntersuchungen werdender Mütter mit Positionswechsel keine vestibulären Antworten der Feten beobachten. Gegen die Annahme Prechtls sprechen neurophysiologische Überlegungen: Zweifellos wirkt die Schwerkraft auch auf den Embryo und den Fetus ein. Der vermehrte Auftrieb des Körpers im Fruchtwasser wirkt jedoch den Schwerkrafteinflüssen entgegen. Entsprechende propriozeptive Wahrnehmungen dürften dadurch reduziert werden. Vestibuläre Informationen aus dem Makulaorgan sowie den Bogengängen sollten davon jedoch weniger betroffen sein, da die Homöostase im Innenohr von den intrauterinen Verhältnissen weitgehend unabhängig ist. Anhand von Ultraschalluntersuchungen konnte gezeigt werden, dass erste Spontanbewegungen des Embryos als Kopfbewegungen in Form von Ante- und Retroflektionen bzw. Drehbewegungen schon in der 6.–7. Woche p. c. auftreten (➤ Abb. 2.1) [Einspieler et al. 2008]. Ob es sich dabei auch um endogene funktionelle Entwicklungsreize für das vestibuläre System handelt, ist nicht sicher, aber möglich. Dabei könnten schon erste Konvergenzen von zervikal-propriozeptiven und vestibulären Afferenzen erfolgen. Das Vestibularorgan ist zu diesem Zeitpunkt so weit entwickelt, dass Bewegungs- und Raumempfinden registrierbar sind [Sachs-Kamenz 2001]. Einige Wochen später haben sich neben dem Makulaorgan die Bogengänge vollständig ausgebildet. Der Fetus vollführt von nun an globale Drehbewegungen [Krüll 1990], gefolgt von Purzelbäumen [Einspieler et al. 2008]. Tomatis [1994] schreibt dem Gleichgewichtsorgan sogar überlebenswichtige intrauterine Impulse für die Entwicklung des sensomotorischen Systems zu. Das Ausbleiben von motorischen Aktivitäten des Fetus auf abrupte vestibuläre Reize lässt unseres Erachtens keineswegs den alleinigen Schluss zu, dass dessen Wahrnehmungs- und Tonisierungssystem inaktiv ist.

Auch das vestibuläre System unterliegt funktionellen Veränderungen, die während der Kindheit eine deutliche Dynamik aufweisen und ein Beleg für die Plastizität des Nervensystems sind [Ornitz, zit. n. Rothenberger et al. 2008]. Dabei ist die hohe vestibuläre Aktivität während des 1. Lebensjahres von „Überfluss-Phänomenen" geprägt, die durch Schaukelbewegungen sichtbar werden.

Die TLR unterscheiden sich in ihren direkten und indirekten Auswirkungen auf die Tonussituation der Skelettmuskulatur. Darüber hinaus erfolgt über die reflektorische Aktivierung der Muskulatur der Zervikalregion eine nachfolgende Spannungsänderung der Extremitäten- und Rumpfmuskulatur.

Auswirkungen der TLR auf die Skelettmuskulatur

Vestibuläre Informationen bedingen eine gleichsinnige Tonusanpassung der Extremitätenmuskulatur in Abhängigkeit von der Kopflage im Raum [Zenner 2006]. Sie führen zu einer generellen Extensorenförderung in Rückenlage und einer Flexorenförderung in Bauchlage [Gschwend 2000].

Einen TLR „vorwärts" oder „rückwärts" – wie von Goddard [2000] postuliert – kann es folglich nicht geben, da eine Drehung des Säuglings in der Sagittalen

- aus der Rückenlage (maximale Extensorenförderung),
- über die Vertikale (Balance zwischen Extensoren- und Flexorenförderung),
- in die Bauchlage (geringgradige Flexorenförderung)

einen kontinuierlichen Übergang der Muskeltonussteuerung bedingt [Schaefer 1972].

Darüber hinaus ergeben sich schon im frühen Säuglingsalter Summationseffekte durch Überlagerung mit weiteren zentralen Tonussteuerungsmechanismen.

HINTERGRUND-INFORMATIONEN

Rademaker [zit. n. Peiper 1963] hat in den 20er- und 30er-Jahren die Wechselwirkungen zwischen den tonischen Labyrinthreflexen und den Stützreaktionen (z. B. Magnet-Reflex) nachgewiesen. In Abhängigkeit von der Körperlage im Raum kam es zu einer Zu- bzw. Abnahme des Stütztonus der Muskulatur und somit zur Modifikation. Vermutlich spielen dabei auch Autoregulationsmechanismen spinaler Motoneurone eine Rolle.

MERKE

Die TLR haben einen gleichsinnigen, globalen Einfluss auf die Balance zwischen Extensoren- und Flexorenförderung der Extremitäten.

Tonische Labyrinthreflexe haben Anteile an allen statischen Reflexen. Selbst bei Vertikalbeschleunigungen (z. B. im Lift) ergeben sich gleichsinnige Tonuseinflüsse auf die Extremitäten- und Rumpfmuskulatur [Zenner 2006].

HINTERGRUND-INFORMATIONEN

Die Annahme Goddards [2000], durch aktive oder passive Kopfbewegungen spezifische TLR bei Vorschul- und Schulkindern auslösen bzw. testen zu können, ist schon deshalb zu überdenken, weil es sich bei den so gewonnenen Antwortmustern immer um eine Fülle von komplexen Interaktionen, z. B. mit den TNR handelt (s. a. Anmerkungen in Teil II).

3

Auswirkungen der TLR auf die Nackenmuskulatur

Die TLR beeinflussen reflektorisch den Spannungszustand der tiefen Nackenmuskulatur und somit auch das propriozeptive Entladungsmuster dieser Region. Resultat ist eine hoch komplexe Interaktion von (reafferenten) sensorischen und motorischen Funktionen, beispielsweise im Zusammenspiel von TLR und TNR (➤ Kap. 3.3.2, Integrationsmechanismen im Säuglingsalter).

Magnus und De Kleijn [1912] haben in Dezerebrationsversuchen bei Tieren gezeigt, dass die tonischen Labyrinthreflexe einen direkten Einfluss auf die tiefe Nackenmuskulatur besitzen. Nach Durchtrennung der Vierhügelplatte und unter Ausschaltung der tonischen Nackenreflexe (Gipsverband) zeigte sich in den Provokationsuntersuchungen eine Aktivierung dieser Muskelgruppe.

MERKE
Die TLR beeinflussen den Spannungszustand der tiefen Nackenmuskeln, auch ohne dass der Kopf bewegt wird.

Die unmittelbare Verschaltung von Innenohrafferenzen mit zervikalen Effektoren bahnt dabei auch Labyrinth-Stellreflexe, die von übergeordneten Hirnarealen (Mittelhirn) ausgelöst werden.

Labyrinth-Stellreflexe (LSR)

Labyrinth-Stellreflexe (LSR) bewirken eine beständige Ausrichtung der Kopfeinstellung im Raum mit Verteidigung oder Ausrichtung der horizontalen Einstellung der Sehachse in der Vertikalen. Aus Übersichtsgründen soll auf die Wechselwirkungen von labyrinthären Informationen mit den Augenmuskeln nur verwiesen werden [Zenner 2006]. Die dreidimensionale Kopfbalance ergibt sich aus einer symmetrischen oder asymmetrischen Aktivität der Hals- und Rumpfmuskulatur. Es wird ein **sagittaler LSR** von einem **frontalen LSR** unterschieden, die räumlichen Übergänge sind aber fließend. Letztlich beurteilt die Prüfung der Kopfbalance beim jungen Säugling diese reflektorischen Zusammenhänge sowie die Funktion der Zervikalregion. Gleiches gilt für das Verhalten im Traktionsversuch. Dabei ist anzumerken, dass die Ausrichtung des Kopfs in der Sagittalebene zeitiger gelingt als in der Frontalebene.

Sagittalebene

Schon gleich nach der Geburt kann das Neugeborene in Bauchlage den Kopf kurze Zeit anheben, um die Atemwege freizuhalten. In Rückenlage hingegen besteht dafür kein Erfordernis. So fällt der Kopf im Traktionsversuch noch nach hinten zurück. Eine weitere Ursache dafür dürfte die Schwerpunktverlagerung des Kopfgewichts hinter die Atlas-Auflagefläche sein, die zu hier ungünstigeren Kraftvektoren für die ventrale Halsmuskulatur führt und das muskuläre System noch für einige Wochen überfordert.

HINTERGRUND-INFORMATIONEN
Das Verhältnis zwischen kleinem Gesichts- und großem Hirnschädel bei Säuglingen führt zu einer Schwerpunktverlagerung des Kopfs hinter die Schädelbasis. Schläft ein Säugling oder Kleinkind auf dem Arm ein, so fällt der Kopf nach hinten. Bei Erwachsenen überwiegt die Größe (und Schwere) des Gesichtsschädels. Schlafen Erwachsene im Sitzen ein, fällt der Kopf nach vorn.

Frontalebene

Säuglinge sind erst mit 2–3 Monaten in der Lage, bei frontaler Seitkippung den Kopf in die Vertikale zu heben und den Rumpf gegen die Schwerkraft zu stabilisieren (➤ Abb. 3.31).

MERKE
Labyrinth-Stellreflexe sichern die Kopfbalance in der Vertikalen.

Damit verbunden ist 1–2 Monate später eine angepasste Extremitätentonisierung. Auf der Konvexseite ergibt sich eine Extremitätenbeugung, auf der Konkavseite eine Extremitätenstreckung. Die unmittelbaren Beziehungen zwischen LSR, TNR und asymmetrischen Rumpfeinstellungen (➤ Kap. 3.2.5 Hals-Stellreaktionen) werden zunehmend trainiert und als flüssig aufeinander abgestimmte, modulierte Automatismen gespeichert (➤ Abb. 3.32, ➤ Film 19).

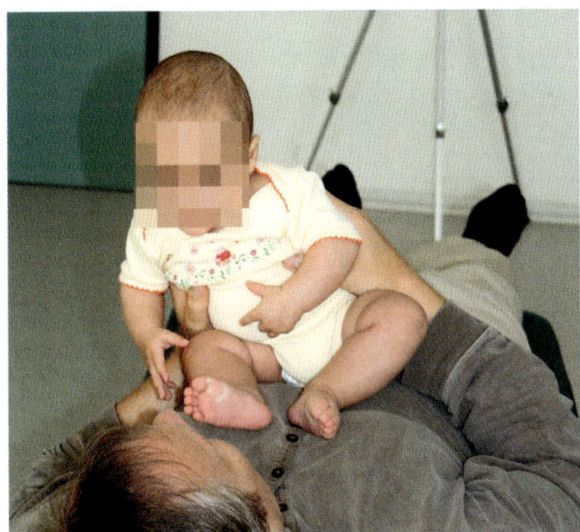

Abb. 3.31 Frontaler LSR bei Seitkippung nach rechts, 12 Wochen alter Säugling.

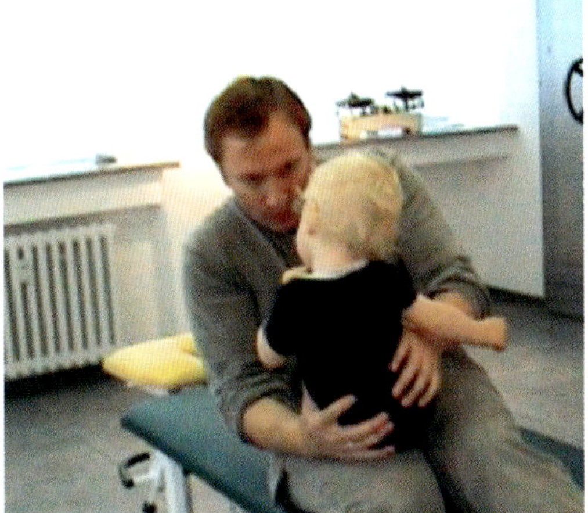

Abb. 3.32 Frontale Labyrinth-Stellreaktion: Seitkippung mit physiologischer Kopf-, Rumpf- und Extremitätenkoordination, 10 Monate alter Säugling, ➤ Film 19.

Diese Verknüpfungen bleiben lebenslang erhalten und sind als **frontale Labyrinth-Stellreaktionen** (frontale LSRn) zusammengefasst. Dabei handelt es sich um globale Reaktionen der Kombination von Kopf-, Rumpf- und Extremitäteneinstellung im Raum.

HINTERGRUND-INFORMATIONEN

Aufgrund der Dominanz vestibulärer Afferenzen lässt sich der okuläre Schiefhals von der zervikalen Seitneigebeeinträchtigung der Halswirbelsäule klinisch unterscheiden. Beim okulären Schiefhals mit Kopfschiefhaltung in Ruhe kann bei Seitkippung des Säuglings der Kopf in die Vertikale gehoben werden, bei Seitneigestörungen der HWS jedoch nicht (➤ Abb. 3.33 sowie ➤ Kap. 5.5). Die Bewertung und der Seitenvergleich der frontalen LSR ist eine einfache, gut zu beurteilende Prüfung von Halswirbelsäulenbeweglichkeit und Rumpfanpassung. Sie gehört zur sensomotorischen Routineuntersuchung des Säuglings.

In der Abhangreaktion nach Peiper-Isbert oder im Collis verticalis lassen sich die Wechselwirkungen zwischen sagittalen LSR und den TNR beobachten. Bleibt hier die Kopf-Rumpf-Achse gestreckt, so werden die Arme leicht gebeugt. Ergibt sich jedoch eine Retroflexion des Kopfs, so resultieren Armabduktion und Streckung.

Selbst die Parachute-Reaktion als statokinetische Reaktion basiert auf dem Zusammenspiel u. a. von **tonischen Labyrinth-Stellreflexen,** TNR und sensomotorisch engrammierten Erfahrungen der Stützfunktionen der Arme und Hände. Sie etabliert sich jenseits des 7. Monats. Wird der Säugling vertikal schwebend am Becken oder Rumpf gehalten, ergibt sich dabei eine lockere Streckhaltung des Rumpfs. Auf eine plötzliche Ventralneigung des Säuglings gegen die Unterlage reagiert er mit einer Retroflexion des Kopfs. Damit verbunden ist die Aktivierung der TNR mit Streckung der Arme und Handöffnung, um sich auf der Unterlage abzufangen (➤ Abb. 3.34). Gleichzeitig werden die dorsalen Rumpffixatoren angespannt.

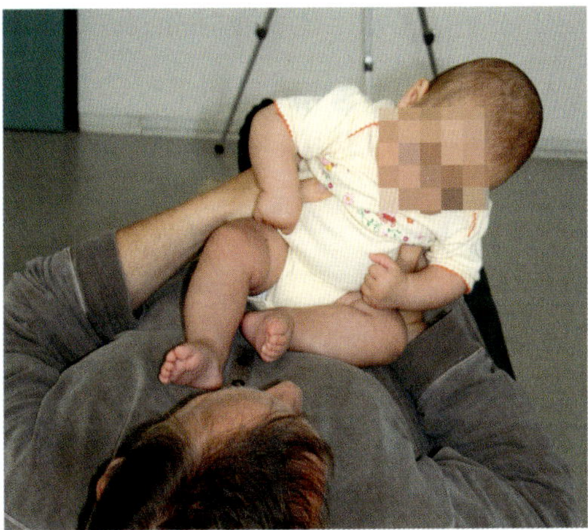

Abb. 3.33 Fehlender Labyrinth-Stellreflex infolge einer Seitneigestörung des Kopfs nach rechts, 12 Wochen alter Säugling.

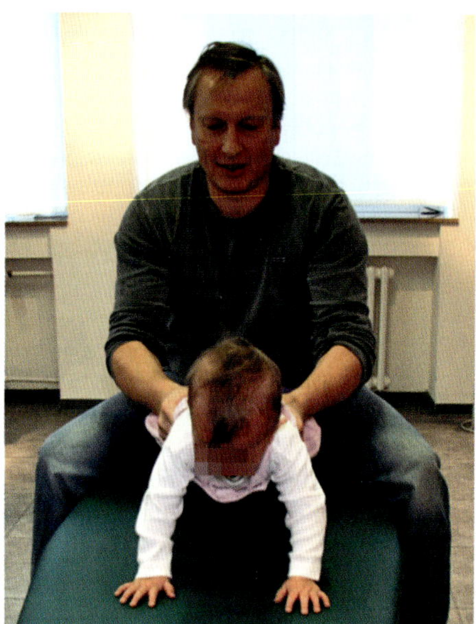

Abb. 3.34 Parachute-Reaktion, 10 Monate alter Säugling.

Bei ausgeprägten funktionellen Störungen der Kopfrückbeuge unterbleibt die Parachute-Reaktion im Säuglingsalter, da eine ausreichende Kopfretroflexion im oberen Wirbelsäulenpol nicht möglich ist. Diese, meist in Brust- und Lendenwirbelsäule überstreckten Kinder weisen oft eine Bauchlageintoleranz auf und kompensieren die Bewegungseinschränkung der oberen Halswirbelsäule durch eine globale Überstreckung im zervikothorakalen Übergang, die sich nach kaudal mitteilt. Die Folgen einer fehlenden oder fehlerhaft engrammierten Abfangreaktion müssen nicht weiter skizziert zu werden: Es resultiert eine affektive Verunsicherung des Kindes.

HINTERGRUND-INFORMATIONEN

Die seitliche Abstützreaktion bei Destabilisierung des Körpergleichgewichts im Sitzen basiert ebenfalls auf statokinetischen Reflexen. Sie ist jedoch anderen Ursprungs. Die hier zugrunde liegenden propriozeptiven Alarmsignale führen zu einer reflektorischen Erhöhung des Strecktonus der Skelettmuskulatur. Die Abfangreaktion ist Ausdruck einer Feedback-Regulation (➤ Kap. 3.3.1 „Bananenschalen-Phänomen" sowie ➤ Film 41), die mit kurzer Latenz und vor Aktivierung des labyrinthären Subsystems Gegenregulationen des Bewegungsapparates auslöst. Sie ist von einer allgemeinen Strecktonuserhöhung aller vier Extremitäten geprägt.

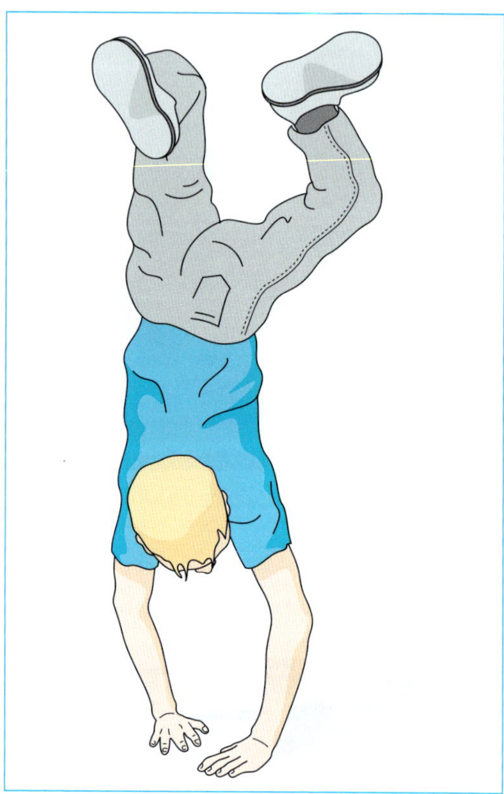

Abb. 3.35 Komplexregulation der Tonussteuerung beim Handstand [L106].

Im Erwachsenenalter sind die Mechanismen des Zusammenspiels der tonischen Labyrinth-Stellreflexe mit den TNR physiologisch durch weitere Steuerungsprinzipien überdeckt [zit. n. Schaefer 1972]. Sie können beispielsweise beim Handstand nachgewiesen werden, wobei die Armstreckung durch Retroflexion des Kopfs gefördert wird (➤ Abb. 3.35). Die resultierende Beinbeugung muss durch (anfangs) bewusste Gegenregulation ausgeglichen und durch Training engrammiert werden.

MERKE

Die komplexen Wechselwirkungen zwischen tonischen Labyrinth-Stellreaktionen und integrierten TNR lassen sich auch im Erwachsenenalter nachweisen (Subsidiaritätsprinzip, ➤ Kap. 1.4). Diese zweckmäßigen Koaktivitäten bleiben moduliert erhalten, können aber intentionell verlassen werden.

3.2.9 Hand- und Fußgreifreflex

Beide Reflexe gehören zur Gruppe der kutan ausgelösten Reflexe. Sie sind Angebote an die sensomotorische Entwicklung, die weitgehend ergebnisoffen ist.

Beim **Handgreifreflex** führt die Berührung der volaren Region der Hand zu einem Handschluss. Dieses Umschließen kann so ausgeprägt sein, dass der Säugling in der Lage ist, sein Körpergewicht zu halten. Der Handgreifreflex wird im Alter von ca. 3 Monaten zunehmend inhibiert und durch intentionelles Greifen weitgehend ersetzt. Er ist nicht habituierbar. Der hier zugrunde liegende halte- und lagerungssichernde Mechanismus verliert also mit Einsetzen der pyramidalen Bahnung seine Funktion, es etablieren sich neue und perfektionierte sensomotorische Programme. Der Handgreifreflex bahnt Muster des Greifens, Festhaltens und Aufnehmens. Auf die Wechselwirkungen mit der Moro-Reaktion wurde schon eingegangen (➤ Kap. 3.1.1, ➤ Film 5). Er hat daher nur indirekt Einfluss auf das limbische System als Signal der Lagestabilität. Im Falle von plötzlichen Haltungsverlusten greift der Organismus „nach jedem Strohhalm", um sein Gleichgewicht wiederzufinden. Doch auch in Gefahrensituationen behält die Hand ihre, die Haltung im Raum stabilisierende, Funktion.

MERKE

Der Handgreifreflex inhibiert die Moro-Reaktion und dient dem Organismus, neben seiner Bahnungsfunktion des Greifens, als Instrument der Lage- und Haltesicherung. Er kompensiert die fehlende Habituation der Moro-Reaktion.

Der **Fußgreifreflex** hingegen wird erst mit aktiver Belastung der Füße im Rahmen der Vertikalisierung inhibiert. Sein Verschwinden datiert um das Erreichen des 1. Geburtstags. Anfänglich sieht man bei älteren Säuglingen und jungen Kleinkindern noch ein vermehrtes Einkrallen der Füße im Stand. Durch Training, Ökonomisierung und Perfektionierung der Haltesteuerung verliert auch dieses Unterstützungsprogramm an Bedeutung. Auch der Fußgreifreflex ist nicht habituierbar. Die aus dem Fußgreifreflex hervorgehende Bahnung des sensomotorischen Systems wird später moduliert und hat beständigen Anteil an der subtilen Gleichgewichtssicherung im Stand und in der Bewegung. Interessant ist, dass im Zuge der nichtintentionellen Bahnung von Gleichgewichtsreaktionen – beispielsweise im Stand – durch die perfektionierte Wahrnehmung des Fußes entsprechende motorische Gegenregulationen erfolgen.

HINTERGRUND-INFORMATIONEN

Die Auslösung der Hand- und Fußgreifreflexe kann im Rahmen ihrer Waltezeiten – auch im Seitenvergleich – abgeschwächt sein, sich verzögern oder gänzlich fehlen. Gründe dafür sind meist neurologische Erkrankungen. Hingegen signalisieren verlängert nachweisbare Greifreflexe entweder neurologische Störungen oder eine falsche Auslösetechnik. Insbesondere ein zu starker Druck im Bereich der Metatarsophalangealgelenke ruft auch später noch eine Zehenkontraktion hervor.

Verschiedene angeborene Fremdreflexe bleiben ein Leben lang unmoduliert erhalten. Dazu zählen die taktil auslösbaren Bauchhautreflexe, der Kremaster-Reflex (Schutzfunktion!) sowie der Blinzelreflex.

3.3 Das Zusammenspiel der Halte- und Stellsteuerung

Haltungsanpassungen dienen nicht nur der stabilen, Gefahren abwendenden Positionssicherung, sie sind Grundvoraussetzungen für zielgerichtete Bewegungen.

3.3.1 Reflexe und Reaktionen zur Lage- und Haltungssicherung

Aufgabe der Halte- und Stellsteuerung ist die Absicherung der Haltung in Ruhe und in der Bewegung. Die neurophysiologische Systematik unterscheidet statische und statokinetische Reflexe. Dabei handelt es sich jedoch nicht um isolierte Reiz-Antwort-Muster, sondern sie sind Bestandteil komplexer sensomotorischer Reaktionen/Automatismen und können darüber hinaus einer Modulation unterliegen (➤ Abb. 3.36).

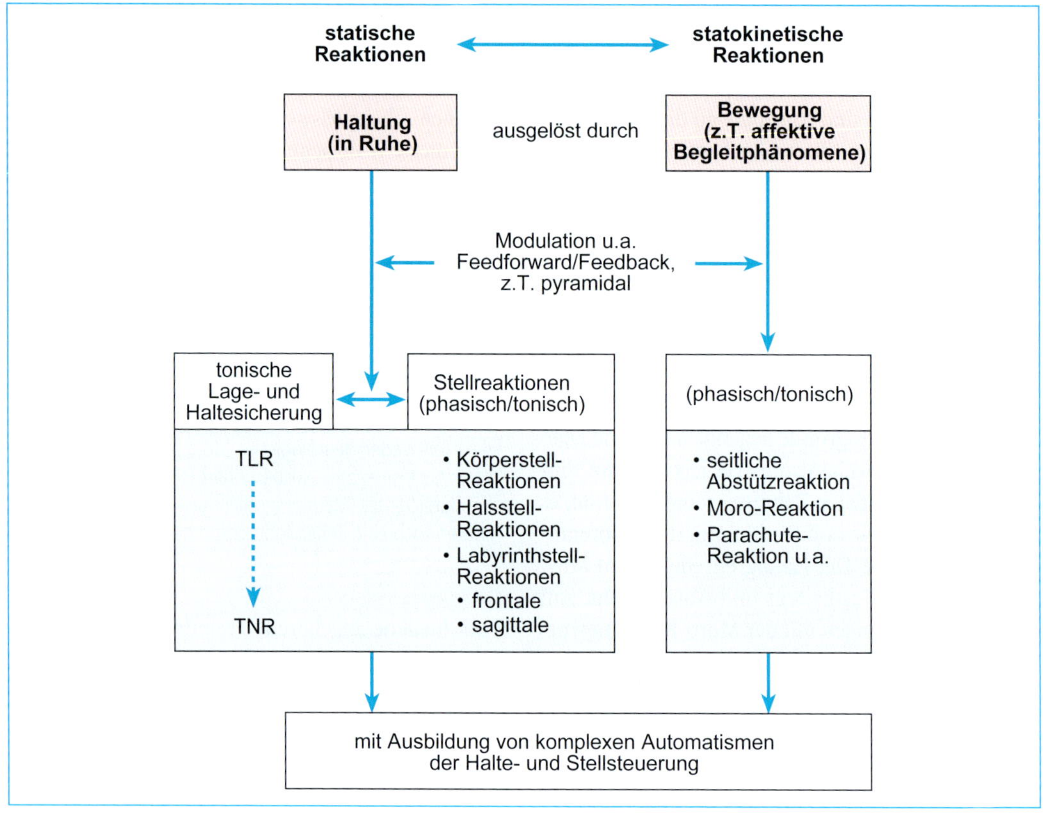

Abb. 3.36 Organisation der Halte- und Stellsteuerung [L106].

Statische und statokinetische Reflexe und Reaktionen beruhen physiologisch auf Grundmustern angeborener Fremdreflexe (Subsidiaritätsprinzip), sie können aber auch neu erarbeitet werden. Einige statokinetische Reaktionen gehen mit affektiven Begleitphänomenen der Lage- oder Haltungsunsicherheit einher und unterscheiden sich daher von statischen Reflexen bzw. Reaktionen (➤ Kap. 3.2, Assistenzprogramme).

Ohne angeborene statische und statokinetische Reaktionen könnte sich kein Säugling vertikalisieren oder sich beim Fallen im Rahmen der ersten Gehversuche ausreichend abfangen.

Statische Reflexe und Reaktionen

Die Vielzahl angeborener Fremdreflexe zur Lage- und Haltesicherung erklärt sich aus dem späteren Bedarf modulierter und differenzierter Programme zur Verteidigung der Körperlage und -haltung im Raum. Sie werden durch Eigenreflexe der Muskulatur ergänzt und bleiben lebenslang erhalten.

„Stehreflexe" sichern eine bewusst oder unbewusst eingenommene Körperhaltung im Raum [Zenner 2006] und gehören zur Gruppe der tonischen Reflexe. Beispiele sind die tonischen Labyrinthreflexe (➤ Kap. 3.2.8) oder die tonischen Nackenreflexe (➤ Kap. 3.2.3). Die Bezeichnung als „Stehreflexe" ist inkorrekt, da sie schon dem jungen Säugling zur Lage- und Haltesicherung sowie der Bahnung von komplexen motorischen Programmen dienen.

Stellreflexe erlauben die Ausrichtung der Körperhaltung im Raum. Dabei wird in der Regel eine Neutralstellung angestrebt [Zenner 2006]. Dass dies jedoch nicht immer der Fall ist, belegen die Hals-Stellreaktionen (➤ Kap.3.2.5) im Sitzen und Liegen. Dabei ist eine Rumpfskoliose als Anpassung an die eingenommene Kopfhaltung zu beobachten. Stellreaktionen können teils als komplexe Automatismen im Sinne von Kettenreflexen auftreten und betreffen dann mehrere Regionen. Steh- und Stellreflexe, auch **statische Reflexe** genannt, werden durch eine Haltung ausgelöst [Zenner 2006].

In früheren Einteilungen für Stellreflexe [Aschoff und Autrum 1957] wurde unterschieden zwischen

- „Körper-Stellreflexen", die auf den Körper bzw. den Kopf wirken,
- „Hals-Stellreflexen", die auf den Rumpf wirken, und
- „Labyrinth-Stellreflexen", die auf den Kopf wirken.

Die damalige Einteilung bezog sich auf tierexperimentell gewonnene Erkenntnisse unter Ausschaltung höherer Hirntätigkeit. Unter physiologischen Bedingungen handelt es sich jedoch dabei um derart eng verwobene und in Interaktion stehende Programme – die zudem durch höhere Hirntätigkeit moduliert werden –, sodass eine Trennung kaum möglich ist.

Statokinetische Reflexe und Reaktionen

Die Auslösung von statokinetischen Reflexen und Reaktionen erfolgt durch eine Veränderung der Ruhehaltung. Sie regulieren also die Halte- und Stellsteuerung in der Bewegung (Springen, Anfahren eines Busses etc.) [Zenner 2006]. Darüber hinaus ermöglichen solche Programme auch das Wiedererlangen einer stabilen Ausgangslage bei Gleichgewichtsverlust. Sie sind Modulations- und Korrekturprogramme [Illert und Kuhtz-Buschbeck 2006].

HINTERGRUND-INFORMATIONEN

Auch die heterogene Gruppe der statokinetischen Reflexe und Reaktionen unterscheidet sich bezüglich ihrer Spezifität und ihrer Einbeziehung von verschiedenen Subsystemen: Beim Anheben eines Koffers z. B. kommt es – in Abhängigkeit von dessen Schwere – zu sofort einsetzenden statokinetischen Anpassungen der Kraftregulation. Hingegen gehen unerwartete (und bisher unbekannte) Lageprovokationen meist mit globalen, stereotypen Lagesicherungsreaktionen einher. Beispiele sind die Moro-Reaktion, die Parachute-Reaktion oder die seitliche Abstützreaktion.

Statokinetische Reaktionen beruhen zwar auf Lagesicherungsphänomenen, die jedoch unmittelbar auch affektiv-emotionalen Bewertungen unterliegen, also Warn- und Lernfunktionen dienen. Bemerkenswert ist dabei, dass globale statokinetische Reaktionen nicht nur durch eine Bewegung ausgelöst werden, sondern auch weiterhin durch affektive Verunsicherungen wie eine Schreckreaktion aktivierbar sind. Auf plötzliche, eine konkrete Gefahr signalisierende Reize reagiert der Organismus mit einer typischen Haltereaktion (Aufschrecken). Insofern stellt sich die Frage, ob die Moro-Reaktion nicht die „Urform" oder der „Prototyp" verschiedener statokinetischer Reflexe mit kurzer Latenz darstellt (> Kap. 3.1.3). Die kombinierte phasische und dann tonisch anhaltende Abduktion und Streckung der Extremitäten bei Auslösung einer Moro-Reaktion kann dabei auch im Säuglingsalter durchaus verändert werden. Finden die Arme und Beine z. B. in einer knapp bemessenen Wiege Halt, so ist zwar die phasische Streckbewegung nachweisbar, die tonische Komponente wird jedoch unterdrückt (> Kap. 3.1.1, > Film 3). Das Ausrutschen auf einer Bananenschale führt, ausgelöst durch propriozeptiv vermittelte „Alarmglocken" – noch vor dem Ansprechen des Vestibularorgans – zu einer Gegenregulation mit allgemeiner Streckbewegung, Inspiration, Augenöffnung und Angst. Gleichgewichtsreaktionen sind also mehr als bloße Antworten auf Informationen der Labyrinthe. Solche Feedback-Regulationen verlaufen stereotyp mit kurzer Latenz.

3.3.2 Integration im Säuglings- und Kleinkindalter

Die Integration von angeborenen Fremdreflexen ist ein dynamischer Prozess, der sich durch alle Lebensalter zieht. Insbesondere Menschen im mittleren und höheren Lebensalter verlieren aufgrund mangelnden Trainings oder anderweitiger Erkrankungen schnell altgewohnte Fähigkeiten der Halte- und Stellsteuerung mit resultierender Unsicherheit und motorischen Defiziten. Schon gesunde Säuglinge sind befähigt, durch Neuanlage und Üben von intendierten Mustern der Sensomotorik (Lernen) das sensomotorische System zu optimieren und auf überschießende reflektorische Muster zu verzichten. Einfachstes Beispiel ist die Moro-Reaktion, die durch eine zunehmende Lagestabilität in Ruhe und Bewegung unterdrückt (integriert) wird.

Die kombinierte Verschaltung der tonischen Labyrinthreflexe mit der Extremitäten- und Hals-Rumpf-Muskulatur dient u. a. ihrer schnellen Integration in Bauchlage, um die Vertikalisation abzusichern. Sie wirkt letztlich der globalen Flexorenförderung junger Säuglinge in Bauchlage entgegen. Mit Aktivierung der Nackenmuskulatur (Kopfhebung in Bauchlage) wird ein übergreifender Streckmechanismus der tiefen autochthonen Rückenmuskulatur initiiert, es folgt im 4. Monat die „Schwimmhaltung“. Damit verbunden ist die Auslösung von TNR, die je nach Kopfposition eine symmetrische oder asymmetrische Tonisierung der Extremitätenmuskulatur bewirken (➤ Kap. 3.2.3). Somit kommt es zur Überlagerung mit den Steuerungsmechanismen der tonischen Labyrinthreflexe. Zu bedenken ist, dass sich weitere zentrale Tonussteuerungsmechanismen superponieren (Erhöhung des allgemeinen Extensorentonus), woraus – je nach Dominanz – Reaktionen entstehen. Zeitgleich sind die sensorischen Auslösezonen der Hand(-öffnung) sowie die motorischen Fertigkeiten der Hand, aber auch der Arme und Schultern einsatzbereit, um einen Stütz zu übernehmen und die Rückenstrecker ökonomisch zu entlasten. Es setzt eine erste Lordosierung der Halswirbelsäule ein, die Stützreaktionen werden gebahnt.

Entsprechend den neu gewonnenen motorischen Fertigkeiten resultieren aus vestibulären Afferenzen Stellreaktionen des Kopfs in der Sagittal- und Frontalebene. Sie bahnen somit die Kontrolle der Kopfhaltung. Im Verbund mit den TNR sowie den Hals-Stellreaktionen wird die kombinierte Kopf-Körper-Stellung koordiniert und engrammiert. Resultat ist die frontale Labyrinth-Stellreaktion mit Kopfhebung bei frontaler Seitkippung des Säuglings, erhöhtem Beugetonus der Extremitätenmuskulatur auf der Konvexseite, Strecktonuserhöhung auf der Konkavseite und Rumpfaufrichtung (➤ Abb. 3.37, ➤ Film 20). Verstärkt wird diese Komplexbewegung, wenn – im Gegensatz zur Vojta-Reaktion – das Kind exakt im Becken gehalten wird, um propriozeptive Informationen aus der Beckenregion mit einfließen zu lassen.

Schon mit etwa 6–8 Monaten hat dieses Zusammenspiel – infolge von Integrationseffekten – an Dominanz verloren. Es etablieren sich nun neue, ökonomische Steuerungsfunktionen. So kann der Säugling im Collis horizontalis den Kopf nicht nur in die Vertikale bewegen, es kommt auch zu einer Abstützreaktion mit Armstreckung und Handöffnung am freien Arm und später zu einer Abstützreaktion des freien Beins.

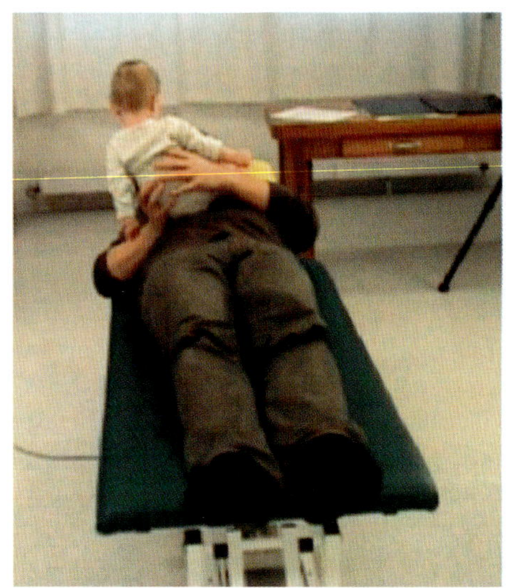

Abb. 3.37 Physiologisch koordiniertes Bewegungsspiel von Kopf, Rumpf und Extremitäten bei Haltungsprovokation, 6 Monate alter Säugling, ➤ Film 20.

MERKE

Integrationsmechanismen variieren das Zusammenspiel verschiedener Reflexe. Auch aus Automatismen entstehen variable Reaktionen.

Auf die Wechselwirkungen zwischen dem sagittalen LSR und den TNR in Bezug auf die Vertikalisierungstendenz wurde schon eingegangen. Die physiologisch zu beobachtenden *rockings* im Alter von 8–10 Monaten – also sagittale Wippbewegungen des Säuglings im Hand-Knie-Stütz – dürften als Trainingsmuster zur weiteren Integration und Entkopplung dieser kombinierten Bewegungsabläufe dienen. Ähnliches gilt für die, von den Eltern meist als „nein, nein, nein“ gedeuteten, schnellen reziproken Kopfdrehungen.

Im Falle von funktionellen Störungen der Zervikalregion kann bei der Haltungsprovokation das Muster der Kopf-, Rumpf- und Extremitätenkoordination einseitig gestört sein. Hier ergeben sich bei den frontalen Labyrinth-Stellreaktionen Ausgleichsbewegungen der Arme, die im Seitenvergleich verschieden sind (➤ Abb. 3.38, ➤ Film 21). Differenzialdiagnostisch ist auf eine neurologische Störung zu achten.

Die Verteidigung der Haltung in der Bewegung ist ein wichtiges Lernziel für Säuglinge ab ca. dem 5. Monat. Ganz besonders intensiv wird dieses

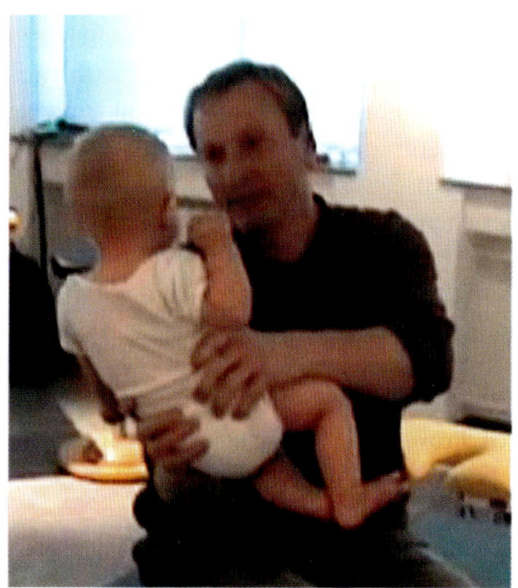

Abb. 3.38 Seitendifferentes, stereotyp zu reproduzierendes Bewegungsmuster der Arme, 5 Monate alter Säugling mit Dysfunktion im Kopfgelenkbereich rechts (bei unauffälliger Neurologie), ➤ Film 21.

Training im Rahmen des Aufrichtungsprozesses in den nächsten Monaten bzw. Jahren. Immerhin gilt es, Stehen und Laufen zu lernen, später den Einbeinstand zu absolvieren, Hüpfen zu lernen und vieles andere mehr. Die Fülle der statischen und statokinetischen Reflexe und Reaktionen sichert diesen Prozess ab. Üben garantiert dem gesunden Kind die Optimierung und Koordination der Bewegungsmuster sowie deren Engrammierung. Überschießende statokinetische Reaktionen begleiten das Kind nur in den ersten Tagen und Wochen beim Erlernen neuer sensomotorischer Fähigkeiten, der Weg wird frei für neue, noch kompliziertere Muster.

Die folgenden Filmsequenzen (➤ Abb. 3.39, ➤ Abb. 3.40, ➤ Abb. 3.41, ➤ Film 22, ➤ Film 23, ➤ Film 24) sollen diesen physiologischen Integrationsprozess begleiten und aufzeigen, welche komplexen Aufgaben die Halte- und Stellsteuerung des jungen Kleinkindes zu bewältigen hat. Bemerkenswert ist, mit welcher Freude das Mädchen seine „Aufgaben“ in Angriff nimmt, mit welcher Ausdauer und mit welch einer kräftigen Portion Unerschrockenheit.

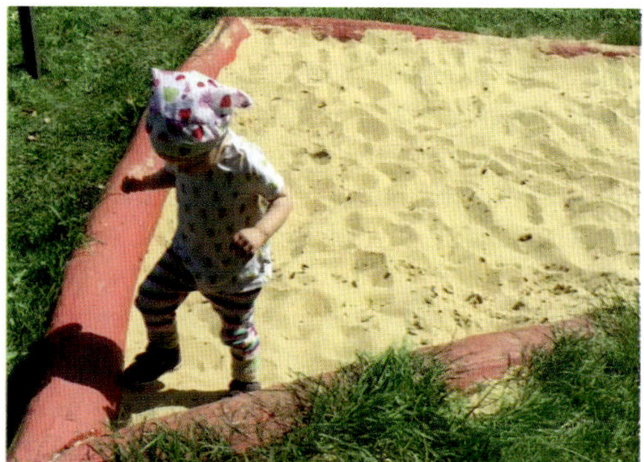

Abb. 3.39 Halten und Bewegen, ➤ Film 22.

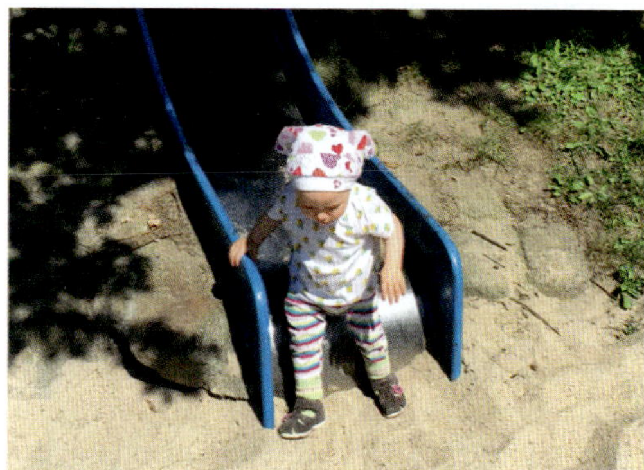

Abb. 3.40 Lernen und Ausprobieren, ➤ Film 23.

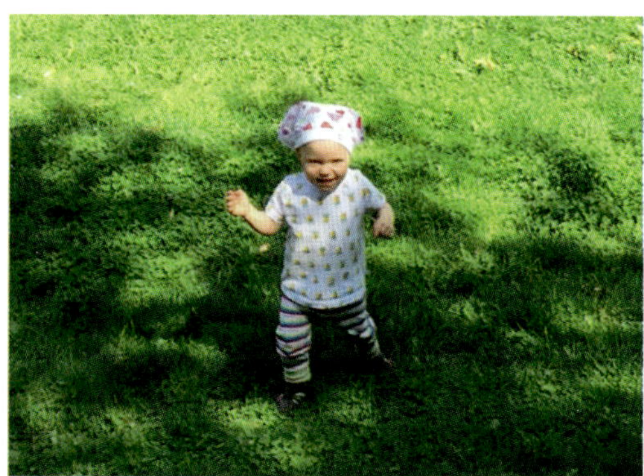

Abb. 3.41 Freude am eigenen Tun, ➤ Film 24.

3.3.3 Integration im Vorschul- und Schulalter

Die „eingewebten“ Grundprinzipien der Halte- und Stellsteuerung begegnen uns auch im Vorschul- und Schulalter. So greift der Organismus in Ausnahmesi-

3

tuationen – wie bei plötzlicher und unerwarteter, die Lage destabilisierender Provokation – auf reaktive Mechanismen der Lagesicherung zurück. Ein Beispiel ist die globale Extensorenaktivierung im Sinne von Moro-Äquivalenten mit kurzer Inspiration. Dabei stehen andere, verfeinerte motorische Antwortprogramme meist nicht zur Verfügung. Der Rückgriff auf solche Universalprogramme ist entweder physiologisch der jeweiligen Situation geschuldet und dann als Muster der Lagesicherung anzusehen, oder er resultiert aus mangelndem Training bzw. ergibt sich aufgrund von Wahrnehmungs- oder zentralnervösen Verarbeitungsstörungen. Darüber hinaus festigen Moro- und Startle-Reaktionen (➤ Kap. 3.1.2), insbesondere bei unsicheren Kindern, affektiv-motorische Antworten, die der jeweiligen Situation wenig angepasst sind.

Selbst Bahnungsmechanismen der Bewegungssteuerung greifen passager auf Prinzipien angeborener Fremdreflexe zurück. So lassen sich im Seitenvergleich umgekehrte, für die jeweilige Seite jedoch gleichförmige Tonussteuerungen der Extremitäten beim Einbeinhüpfen als Assistenz- und Hilfsprogramme beobachten (➤ Abb. 3.42, ➤ Film 25).

Diese Programme werden durch Übung weiter modifiziert und können zunehmend verlassen werden.

Das System der Gleichgewichtsstabilisierung ist im Kleinkind- und erst recht im Vorschul- und Schulalter physiologisch so weit stabilisiert bzw. perfektioniert, dass auch passive Lageprovokationen (beispielsweise im Liegen) vom sensorischen und affektiven System als ungefährlich erkannt werden und eine motorische Gegenregulation unterbleibt oder unterdrückt werden kann (➤ Abb. 3.43, ➤ Film 26).

Bestehen hingegen Gleichgewichtsunsicherheiten, die eine Überarbeitung des sensomotorischen Systems verzögern oder verhindern, so greift der Organismus wiederum – ggf. vorausschauend – auf solche bisher bewährten Programme zurück. Dabei können lagesichernde Reaktionen der Arme auch durch Provokationsbewegungen des Beckens und der Lendenwirbelsäule ausgelöst werden (➤ Abb. 3.44, ➤ Film 27, ➤ Kap. 3.2.3).

Sie sind Indikatoren für eine nicht altersgerechte sensomotorisch-affektive Verhaltensregulation.

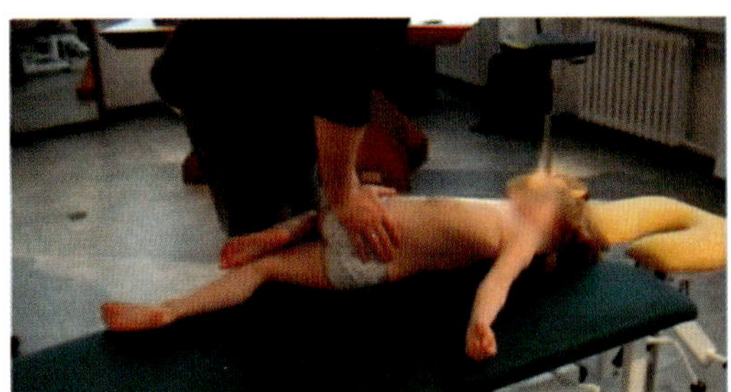

Abb. 3.43 Physiologisch-entspannte Haltung bei Verwringung des Rumpfs unter Verzicht auf Gegenregulation, 4 Jahre altes Mädchen, ➤ Film 26.

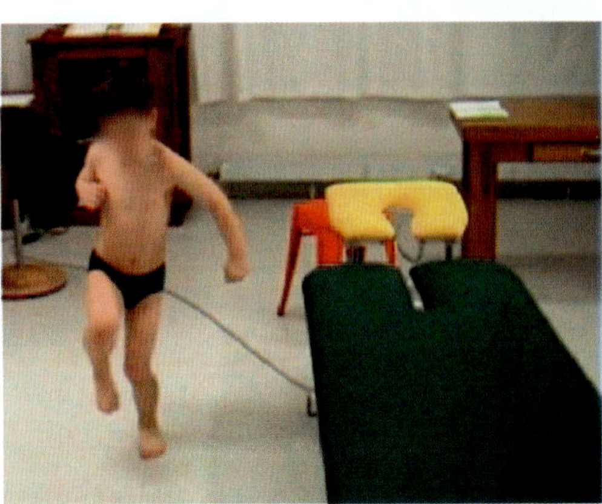

Abb. 3.42 Verlängert bestehende, stereotype Kopplung der Extremitätentonisierung beim Einbeinhüpfen, Vorschulkind, ➤ Film 25.

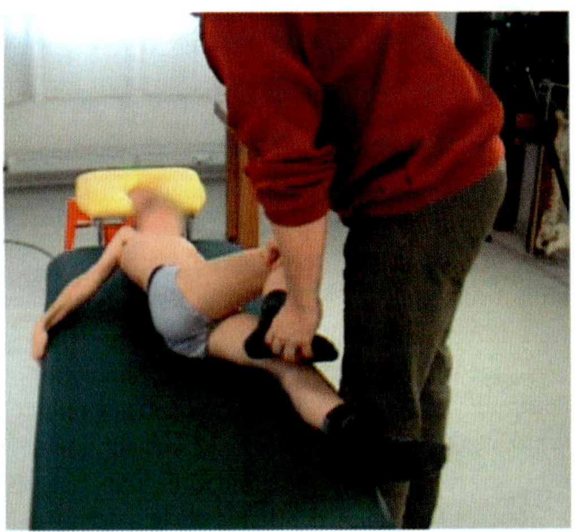

Abb. 3.44 Überschießende Lagesicherung bei Verwringung des Rumpfs in Rückenlage, Schulkind, 8 Jahre, ➤ Film 27.

Umgekehrt besteht die Möglichkeit, dass stereotyp reziproke Tonisierungen der Extremitäten (meist verstärkte Flexion der Arme, Extension der Beine) im Laufe der Jahre in die individuelle Ruhehaltung übernommen werden. (➤ Abb. 3.45, ➤ Film 28, ➤ Film 11).

MERKE

Reflektorische und reaktive Programme der Lage- und Haltungsstabilisierung sind eine Grundlage für globale, weniger spezifische statokinetische Reaktionen. Sie entwickeln sich auf der Basis von angeborenen Fremdreflexen. Sie sollten im Vorschul- und Schulalter durch Erfahrung moduliert oder kognitiv unterdrückt werden können.

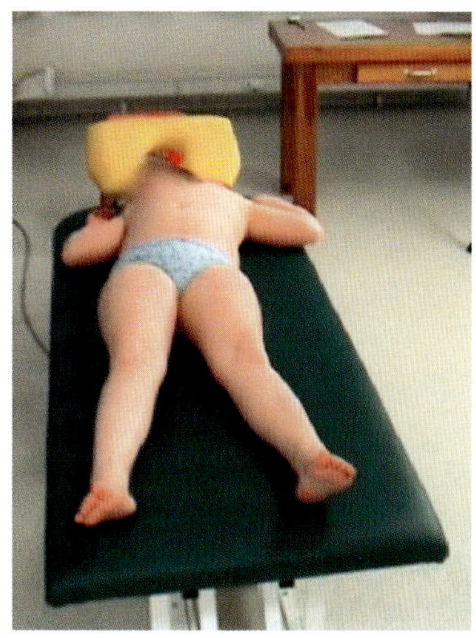

Abb. 3.45 Stereotype Tonisierung der Extremitäten bei einem neurologisch gesunden Schulkind mit funktioneller Störung der oberen Zervikalregion und sensomotorischen Auffälligkeiten seit dem Säuglingsalter, ➤ Film 28.

KAPITEL

4 Reflektorische und reaktive Bewegungsmuster

Zahlreiche angeborene Bewegungsmuster lassen sich auf Hautreflexe zurückführen. Dabei kommt es infolge einer Reizung (Bestreichen) der Haut zu einer reflektorischen Aktivierung der Muskulatur. Dieses Grundprinzip der Reizverarbeitung wird je nach sensorischem Auslösemechanismus schon bei Embryonen und Frühgeborenen deutlich. So führt die Berührung der Beugeseite eines Gelenks in Abhängigkeit von der Reizdauer zur Flexion. Irritiert man die Innenseite der Achselhöhle, so wird der Arm adduziert und leicht innenrotiert [Peiper 1963]. Bei Berührung der Leistengegend, so der Autor, resultiert eine Beugung im Hüft- und Kniegelenk. Selbst die tonischen Greifreflexe der Hand und des Fußes, aber auch der Galant-Reflex oder die Placing-Reaktion lassen sich hier einordnen. Leicht abgewandelt begegnet uns dieses Prinzip auch beim Suchreflex nach Kontakt im orofazialen Bereich.

MERKE

Zahlreiche angeborene Fremdreflexe basieren auf polysynaptisch verarbeiteten Hautreflexen.

Die Verarbeitung taktil-propriozeptiver Informationen kann darüber hinaus zu überregionalen Streckbewegungen führen. Erinnert sei an den Magnet-Reflex (➤ Kap. 3.2.8), die Unterstützungsreaktion oder den Handstütz als Hilfsprogramm der Vertikalisation.

Die bei Störung der pyramidalen Bahnung wieder zutage tretenden phasischen und tonischen Streckreflexe machen auf die spätere Integrationsfunktion des motorischen Kortex aufmerksam.

HINTERGRUND-INFORMATIONEN

Taktile Schlüsselreize verschiedener Hautareale wie der Paravertebralregion, der Beugeseiten von Gelenken, der Innenseite der Oberschenkel, der Perioralregion oder der Brust- und Flankenzonen unterliegen im Kindes- oder Erwachsenenalter einer gesonderten und teils unterschiedlichen affektiven bzw. motorischen Bewertung und Verarbeitung. Je nach Funktion bleiben sie lebenslang erhalten (Kremaster-Reflex), werden reduziert (*rootings* der Perioralregion auf die Lippen, die Zunge und die Mundschleimhaut), inhibiert (Gelenkareale) oder neuen Funktionen zugeführt (Kitzeligkeit, erogene Zonen bei Erwachsenen). Inwieweit Schwellenveränderungen (Teil II) von taktilen und propriozeptiven Afferenzen – also Änderungen der Empfindlichkeit auf entsprechende Reize – ein Kofaktor des habituellen Zehenspitzenlaufens sind, muss abgewartet werden.

4.1 Waltezeiten

Der von Vojta [1988] eingeführte Begriff der „Waltezeiten" entspricht dem empirisch gefundenen Zeitraum in Bezug auf das posturale Alter, bis zu dem angeborene Fremdreflexe oder Reaktionen in ihrer charakteristischen Weise physiologisch zu beobachten sind.

Wie gezeigt werden konnte, handelt es sich um ein nicht starr festzulegendes Zeitfenster für die – auch individuell unterschiedliche – Überführung von angeborenen Fremdreflexen in Reaktionen bzw. deren Inhibition.

MERKE

Waltezeiten sind empirisch gefundene physiologische Zeitfenster der Integration von charakteristischen sensomotorischen Verhaltensweisen des Säuglings auf der Grundlage angeborener Fremdreflexe und ihrer Reaktionen. Diese Verhaltensweisen sind individuell variabel (zeitlich und in ihrer Erscheinungsform) und von genetischen und Lernfaktoren abhängig.

Dabei handelt es sich um reversible Interaktionen zwischen pyramidalen, extrapyramidalen und zum Teil affektiv wirksamen Neuronenverbänden unter Einbeziehung des peripheren Nervensystems.

Vojta hingegen ging davon aus, dass „Primitivreflexe" in ihrem jeweiligen Zeitfenster unterdrückt bzw. durch übergeordnete neuronale Zentren abgelöst werden. Daher der Begriff „Waltezeit", also jene Zeit, in der die Reflexe walten. Dies führte zu der Annahme, dass angeborene Fremdreflexe nach Ablauf ihrer offenkundigen Präsenz in eng umschriebenen Entwicklungsphasen verschwinden bzw. abgelöst werden. Es handele sich seiner Meinung nach um eine phylogenetisch determinierte Abfolge der frühkindlichen Entwicklung.

Die Arbeitsgruppen um das Ehepaar Bobath [1998] gingen hingegen davon aus, dass angeborene Fremdreflexe, die als „primäre Reaktionen" bezeichnet wurden, im Laufe des 1. Lebenshalbjahres als motorische Teilprogramme in die sich entwickelnden, differenzierten Bewegungsabläufe eingeordnet werden [zit. n. Karch et al. 2002]. Dies deckt sich im Wesentlichen mit unseren Beobachtungen, auch wenn ihre Integration deutlich über das motorische System hinausgeht und nicht alle angeborenen Fremdreflexe in Reaktionen übergehen bzw. gleich als Reaktionen vorliegen. Zwar unterliegt die Integration zahlreicher Reflexe phylogenetischen Entwicklungsplänen, aber auch ontogenetischen, d.h. individuellen Verläufen, wobei umweltbedingte Einflüsse im Sinne eines Lernprozesses einbezogen werden.

Somit besteht eine erhebliche interindividuelle Schwankungsbreite bezüglich der endgültigen Überführung von Fremdreflexen in Reaktionen oder deren Inhibition. Sie sind das Resultat neuronaler Auf- und Umbauprozesse und Ausdruck des genetisch determinierten, aber auch sensomotorischen und psychoaffektiven Lern- und Entwicklungsstandes. Wenige Fremdreflexe beginnen sich schon intrauterin zu integrieren. Andererseits kann ihre Integration durch dysfunktionelle Afferenzen (Teil II) der sensorischen Informationsversorgung verzögert oder im Falle einer zentralen Integrationsstörung, wie bei unterschiedlichen Formen der Zerebralparese, verhindert werden.

Die Angaben zu den Waltezeiten differieren z. T. erheblich [Flehmig 2001, Vojta 1988, Kolster und Ebelt-Paprotny 1998, Vossen 1971]. Ursache dafür dürften sowohl die individualtypische sensomotorische Entwicklung der Säuglinge, epigenetisch bedingte Varianzen ihrer Integration als auch methodische Unterschiede der Reizauslösung sein. Zudem unterliegen motorische Antwortmuster u. a. der Funktionsfähigkeit des sensomotorischen Systems. Sie sind somit in ihrer Integration auch vom sensorischen Teilbereich abhängig.

MERKE

Im Falle einer dysfunktionellen Afferenz (➤ Kap. 5.2) des propriozeptiven Systems können Fremdreflexe überschießend beantwortet werden. Sie bleiben somit verlängert in ihrer Dominanz nachweisbar.

4.2 Entwicklung – Reifung versus Lernen, Meilensteine und Grenzsteine

Beurteilt man Kinder in ihrer Entwicklung – und das ist ein wesentlicher Bestandteil der ärztlichen (Vorsorge-)Untersuchungen – dann orientiert sich der Untersucher natürlich an Entwicklungskennlinien der Altersgruppe, aber auch an den Ergebnissen der Voruntersuchungen, Vorerkrankungen und vielem anderen mehr.

Wie eng eingegrenzt die Entwicklungskennlinien der verschiedenen Altersgruppen sind, hängt vom jeweiligen Entwicklungsmodell und somit dem Verständnis dieser neurobiologischen Vorgänge ab. So stellt sich die Frage, ob die sensomotorische Entwicklung einem vorgegebenen Plan folgt oder Ausdruck eines Lernprozesses ist.

Daher stehen sich in der Entwicklungsneurologie zwei Entwicklungskonzepte gegenüber, die unterschiedlicher kaum sein können.

Entwicklung als Reifung

Das von Gesell [Gesell 1928, Gesell und Amatruda 1945] aus der Embryologie übernommene und auf humanbiologische Prozesse übertragene Paradigma der Reifung geht von einer genetisch weitgehend festgelegten, zeitlich eingegrenzten, stufenweisen Abfolge der Aktivierung unreifer Vorstufen hin zu reifen Organen und Organfunktionen aus. So reifen Organ- und Sinnessysteme bis zu ihrer Funktionsaufnahme.

Jede Etappe der sensomotorischen, sprachlichen oder kognitiven Entwicklung ist dabei Baustein und Voraussetzung für die nächsthöhere Organisationsform. Hintergrund ist die hierarchische Gliederung des zentralen Nervensystems mit stufenweiser morphologischer Reifung übergeordneter Hirnabschnitte, die die Aufgaben der tiefer gelegenen Areale dann übernehmen. Sie lässt sich am zeitgerechten, in engen Zeitfenstern festgelegten, Verschwinden „primitiver“ Reflexe (Waltezeiten) [Vojta 1988] sowie dem weitgehend stereotyp verlaufenden Vertikalisierungsprozess des Säuglings ablesen (s. a. [Coenen 2010]).

Vergleicht man insbesondere junge Säuglinge, dann scheint sich die sensomotorische Entwicklung auch tatsächlich enorm zu gleichen. Abgesehen von geringfügigen abweichenden Zeitfenstern laufen die Fortschritte zahlreicher Babys sehr ähnlich ab, sie werden nicht selten unter dem **Meilenstein-Konzept** der Kindesentwicklung zusammengefasst.

Entwicklung als Lernprozess

Dem Konzept der „Entwicklung durch Reifung“ steht das Konzept der zeitlich und funktionell variablen, auf individuellen Lernprozessen sowie epigenetischen Faktoren beruhenden sensomotorischen, sprachlichen und kognitiven Entwicklung des Säuglings und Kindes gegenüber. Demnach besitzt der menschliche Organismus bereits intrauterin die Fähigkeit, sich anzupassen. Reifungsvorgänge werden auch von individuellen Umwelteinflüssen wie sozialen oder kulturellen Faktoren modifiziert. Schon in diesem frühen Alter ergeben sich Lernprozesse, die mit epigenetischen Einflüssen konvergieren. Aus dieser Anschauung folgt die Annahme einer variablen, individuellen Anpassung der Kindesentwicklung an die jeweiligen Gegebenheiten. Dabei lassen sich essenzielle Funktionen der Kindesentwicklung identifizieren, die zudem einer beträchtlichen zeitlichen Variabilität folgen [Michaelis und Niemann 2010]. Das sich daraus ergebende **Grenzstein-Konzept** der sensomotorischen Entwicklung beschreibt die zeitliche Einordnung essenzieller Parameter, ab denen ein Entwicklungsverlauf keinesfalls mehr als eine lediglich physiologische Variante angesehen werden darf.

HINTERGRUND-INFORMATIONEN

Meilensteine: Sie kennzeichnen das zeitlich eingeordnete Entwicklungsziel der 50 %-Perzentile einer Normalpopulation, letztlich also das Durchschnittsverhalten. Das Meilenstein-Konzept hat folglich wenig Aussagekraft für die Beurteilung einer individuellen Entwicklung. Es wird gelegentlich irrtümlicherweise als Beurteilungsgrundlage für eine „Normalentwicklung" herangezogen.
Grenzsteine: Sie charakterisieren die zeitliche Einordnung von Entwicklungszielen, die 90–95 % einer Normalpopulation erreicht haben. Es handelt sich dabei um ein – an die statistische Verteilung angelehntes – Suchprinzip zur Erfassung von offenkundig abweichenden Entwicklungsverläufen.

Reifung und Lernen

Moderne Entwicklungskonzepte weisen auf die wechselseitige Beziehung von Reifung und Lernen hin. Besondere Bedeutung besitzen hier individuelle Faktoren wie ökologische, soziale und kulturelle Einflüsse. Entwicklung ist demnach eine adaptive Antwort unter Berücksichtigung individueller, auch funktioneller Gegebenheiten. Die Zusammenhänge zwischen Reifung und Lernen wurden inzwischen durch die Grundlagenforschung bestätigt.

Eine besondere Bedeutung spielt dabei die Aktivität der sog. *central pattern generators* (CPG, ➤ Kap. 1.1) in den unterschiedlichen Arealen des ZNS.

Die Aktivierung der jeweiligen motorischen Mustergeneratoren scheint an genetische Reifungsmechanismen gebunden. Demnach werden durch das gesunde ZNS schon intrauterin aber auch später in einer genetisch fixierten Abfolge motorische Muster initiiert, die durch den Organismus umgesetzt werden. Basierend auf diesen motorischen Mustern werden durch Ausprobieren und Lernen übergeordnete Bewegungsmuster engrammiert.

MERKE
Aus motorischen Angeboten der zentralen Mustergeneratoren werden durch Ausprobieren und Lernen sensomotorische Bewegungsmuster initiiert.

Einfache Beispiele dieser zeitlichen Staffelung von – durch CPG ausgelösten – Bewegungsangeboten sind *writhing movements*, die zwischen der 6. und 8. Lebenswoche postnatal durch *fidgety movements* abgelöst werden. Andere Beispiele sind die vorbeschriebenen Waltezeiten der Reflexaktivität. Solche Mustergeneratoren sind vermutlich auch beispielsweise für die Rockings (8.–9. Monat) oder das nachfolgende Krabbeln verantwortlich. Voraussetzung für das Annehmen und Umsetzen dieser Angebote sind u. a. entsprechende kulturelle und soziale Faktoren sowie individuelle Fähigkeiten.

MERKE
Reifung und Lernen gehen Hand in Hand.

4.3 Zusammenfassung – Ökonomieprinzip der Verhaltenssteuerung

Die Bezeichnung angeborener sensomotorischer Verhaltensweisen als „Primitivreflexe" oder „frühkindliche Reflexe" lässt sich aus neurobiologischer und entwicklungspädiatrischer Sicht nicht aufrechterhalten. Wir schlagen den Begriff **„angeborene Fremdreflexe"** vor, der die neurophysiologischen Gegebenheiten dieser heterogenen Reflexgruppe flexibler und umfassender beschreibt [s. a. Sacher und Michaelis 2011–1]. Einerseits handelt es sich dabei um hochkomplexe Interaktionen von sensorischen, motorischen und z. T. affektiven Funktionen neuronaler Netzwerke, andererseits initiieren und unterliegen diese Programme sowohl vorgeburtlichen als auch lebenslangen Integrationsprozessen. Sie sind gekennzeichnet durch Individualität, Variabilität und Anpassung.

Grundbausteine dieser Lernprogramme sind z. T. phylo- und ontogenetisch selektierte Fremdreflexe, aus denen sich durch Modulation, Koordination, Überlagerung, Inhibition und ggf. Bewertung typische Verhaltensweisen entwickeln.

Der Begriff „Fremdreflex" macht auf die flexible neuronale Verarbeitung und Beeinflussung durch Lernen (und somit Anpassung) aufmerksam. Wie an ausgewählten Beispielen gezeigt wurde, bedarf auch der Reflexbegriff als definierte, reproduzierbare motorische oder vegetative Antwort auf sensorische Reize einer Erweiterung. Dabei handelt es sich um initiale, affektive Bewertungen von sensorischen Schlüsselreizen.

Angeborene Fremdreflexe lassen sich infolge

- ihrer funktionellen Bedeutung für die Kindesentwicklung,
- der Komplexität der sie auslösenden polysynaptischen Reizverarbeitung sowie
- der Konvergenz mit limbischen Neuronenverbänden (Bewertung)

in komplexe Lernprogramme und Assistenzprogramme der Sensomotorik einteilen. Zwischen beiden bestehen enge Wechselwirkungen. Sie ergeben sich beispielsweise im Rahmen der Interaktion des Greifreflexes oder einer Faustungstendenz mit der Moro-Reaktion. Es konnte gezeigt werden, dass der Greifreflex die Moro-Reaktion dominiert und damit auch moduliert. Der junge Säugling ist somit in der Lage, durch Eigenregulationsmechanismen seine reaktiv-affektive Ausgangslage weitgehend unbewusst zu beeinflussen. Selbst beim Stillautomatismus unterstützen Walk-Phänomene der Hände die Mundmotorik. Der hier vermutlich zugrunde liegende Babkin-Reflex wird – nach Überführung des Saugreflexes in ein reaktives, moduliertes Programm – ca. 6–8 Wochen postpartal neuronal integriert. Demnach stehen Assistenzprogramme und komplexe Lernprogramme, ggf. zeitlich begrenzt, in enger neuronaler und funktioneller Wechselwirkung.

Die spätere Variabilität einer schon gleich oder bald nach der Geburt zu beobachtenden, funktionellen Verknüpfung von

- komplexen Lernprogrammen mit limbischen Neuronenverbänden (Würgereiz und Saugreflex) und/oder
- unterstützend bzw. inhibierend begleitenden Assistenzprogrammen (Saugautomatismus, Greifreflex und Moro-Reaktion) bis hin zu
- Interaktionen mit anderen sensorischen Eindrücken (taktile und vestibuläre Afferenzen und Moro-Reaktion)

ist Ausdruck eines sich daraus ergebenden, dynamischen Entwicklungsprozesses u. a. auf der Grundlage angeborener Fremdreflexe. Angeborene Fremdreflexe können somit als wechselnd dynamische und adaptive Form eines ontogenetischen Vorwissens des jungen Säuglings aufgefasst werden.

Lern- und Assistenzprogramme werden – je nach Funktion – inhibiert oder durch Modulation in Reaktionen umgewandelt. Die Überführung von angeborenen Fremdreflexen in Reaktionen entspricht dem Ökonomieprinzip der Verhaltenssteuerung. Dabei werden nicht mehr benötigte Programme inhibiert. Andere, bewährte Steuerungsmuster werden weiterentwickelt, perfektioniert und im Rahmen integrativer Lernprozesse vom Globalsystem der Sensomotorik übernommen. Doch auch das affektiv-emotionale System überwindet zunehmend seine Abhängigkeit von angeborenen Fremdreflexen und ihren Reaktionen. Insbesondere kognitive Fähigkeiten führen zu seiner Weiterentwicklung mit einer zunehmend bewussten Überarbeitung der Bewertungssysteme.

Auf der Basis moderner neurophysiologischer Anschauungen kann man davon ausgehen, dass sich beispielsweise die Grundmechanismen der frühkindlichen Halte- und Stellsteuerung auch in späteren sensomotorischen und affektiven Programmen wiederfinden. Das sich zunehmend differenzierende Integratorsystem (➤ Kap. 6.2) (mit der komplexen Verarbeitung sensorischer Reize) und die Etablierung von neuen sensomotorischen, aber auch affektiven Programmentwürfen (intentionelle Motorik) reduzieren die Dominanz und Abhängigkeit von Fremdreflexen bzw. ihren Reaktionen in der Auseinandersetzung mit der Umwelt und mit sich selbst. Die sich erhöhende Variabilität motorischer Antwortmuster erlaubt dabei im Gegenzug eine differenzierte Bewertung sensorischer Reize.

HINTERGRUND-INFORMATIONEN

Nichtintentionelle motorische Leistungen generieren sich aus den Prinzipien der frühkindlichen Halte- und Stellsteuerung. So werden ökonomische Programme selektiert und im Zuge der Kindesentwicklung perfektioniert.

Die funktionelle Gliederung des ZNS führt dabei nicht zur Verlagerung der Steuerungsfunktionen nach kranial. Höhere Funktionsebenen übernehmen vielmehr ergänzende Kofunktionen im Sinne des „Subsidiaritätsprinzips“.

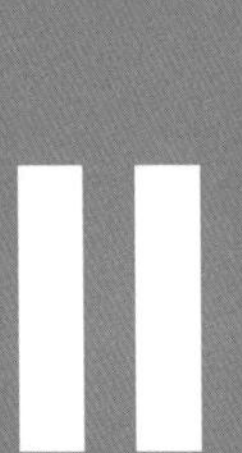

Teil II Sensorische Integrationsstörungen – Ursachen, Folgen, Behandlungsstrategien

KAPITEL

5 Säuglings- und frühes Kleinkindalter

5.1 Einleitung

Da angeborene Fremdreflexe und die daraus entstehenden Reaktionen oder Automatismen als ein initiales System der Afferenzverarbeitung und -beantwortung angesehen werden müssen, kann ihre Integration im Laufe der weiteren Kindesentwicklung durch periphere und zentrale Störungen erschwert werden. Periphere Störungen liegen dabei entweder im afferenten oder efferenten Schenkel der Sensomotorik, zentrale Störungen hingegen im ZNS.

Die Reiz-Antwort-Beziehung setzt sich aus Mechanismen der Reizeinwirkung auf Rezeptoren, einer afferenten Informationsweiterleitung und anschließender Verrechnung durch zentralnervöse Neuronenverbände mit Beantwortung zusammen. Für die meisten angeborenen Fremdreflexe liegen die Effektoren im motorischen System, das Antwortverhalten ist also an das Bewegungssystem gebunden.

Störungen bei der **Verarbeitung von Informationen** durch das sensorische System ergeben sich aus verschiedenen Erkrankungen des ZNS. Sie führen zu Auffälligkeiten, die in der medizinischen Umgangssprache unter dem Überbegriff **„zentrale Koordinationsstörung"** zusammengefasst werden [Vojta 1988] und auf deren Differenzierung aus Übersichtsgründen hier nur verwiesen werden soll [Michaelis und Niemann 2010].

Häufiger, und doch in der Pädiatrie weniger beachtet, sind **periphere Koordinationsstörungen**. Sie sind u. a. Folge von dysfunktionellen Afferenzen der Rezeptionsgebiete (z. B. funktionell rezeptive Dyspraxie [s. a. Gschwend 2000], ➤ Kap. 6.2.3). Hier stehen Störungen oder Auffälligkeiten der **Informationserarbeitung** – also in den Rezeptionsgebieten – im Vordergrund. Dabei ist anzumerken, dass propriozeptive Dysfunktionen nicht nur im Rahmen der Afferenzentstehung eine Rolle spielen. Sie sind gleichzeitig Signal einer Fehlfunktion im efferenten Schenkel der Sensomotorik. Schließlich sind die Sensoren der Propriozeption Bestandteil des Stütz- und Bewegungsapparates.

5.2 Die dysfunktionelle Afferenz

Sie ist das Resultat einer funktionellen Störung eines Organsystems mit ihren Auswirkungen auf die physiologische Informationserarbeitung im Bereich der regionalen Rezeptoren und der weiteren Informationsverarbeitung. Auch das propriozeptive Wahrnehmungssystem kann funktionell gestört sein. Dabei handelt es sich nicht um eine strukturelle Erkrankung im Bereich der Afferenzversorgung wie bei einer strukturellen rezeptiven Dyspraxie (➤ Abb. 6.6, ➤ Kap. 6.2.3). Vielmehr ergeben sich infolge funktioneller Störungen im Bewegungsapparat (z. B. reflektorische Muskelanspannungen, Bewegungseinschränkungen etc.) Zustände, die die physiologische Informationserarbeitung erschweren oder beispielsweise eine Lage im Raum signalisieren, die den tatsächlichen Gegebenheiten nicht entspricht.

MERKE
Bei der so entstehenden funktionell rezeptiven Dyspraxie arbeiten die afferenten und zentralen Teilbereiche weitgehend ungestört. Es bestehen somit keinerlei Sensibilitätsstörungen, allerdings signalisieren die Rezeptoren inadäquate Informationen, ähnlich der Einwirkung eines Magneten auf eine Kompassnadel.

So werden Haltungs- und Bewegungsmuster im Säuglingsalter vermehrt stereotyp reproduziert. Umgekehrt können erhöhte Muskelanspannungen zu tatsächlichen Zwangshaltungen führen, die zu einem dauerhaften Aufrufen von reflektorischen Ausgleichsmaßnahmen, z. B. der Extremitäten oder des Rumpfs, führen. Diese so gebahnten Halte- und Bewegungsmuster werden zunehmend als „normal" gespeichert und beeinflussen die weitere Entwicklung des motorischen Antwortverhaltens. Sie können mangels physiologisch entworfener Haltungs- und Bewegungspläne nur schwer und auch nur mit viel Übung korrigiert werden.

MERKE
Das motorische System ist in besonderem Maße auf propriozeptive Informationen angewiesen.

Ein Grund für das vermehrte Auftreten von propriozeptiven Dysfunktionen im Säuglingsalter sind mechanisch-funktionelle Belastungen des Bewegungssystems des Fetus (intrauterine Zwangshaltungen) und unter der Geburt [Sacher 2003]. Dabei werden eben jene Abschnitte des Organismus beansprucht, die die jeweiligen Rezeptionsgebiete beherbergen.

MERKE
Die intrauterine Enge und die Geburt führen zu wechselnd (un-)physiologischen Belastungen des Halte- und Bewegungssystems. Das extrauterine Leben hat eine Vorgeschichte.

Aufgrund der besonderen Vulnerabilität des kraniozervikalen Übergangs (kzÜ), der hohen Flexibilität und sensorischen Potenz sowie zahlreicher anatomischer Besonderheiten [Sacher 2004, 2008–1, 2008–2] bedürfen hier angesiedelte funktionelle Störungen vermehrter Aufmerksamkeit. Auf die Bedeutung der in dieser Region entstehenden Afferenzen für die Tonussteuerung der Extremitäten, des Rumpfs und die Wechselwirkungen mit anderen sensorischen Systemen wie den Labyrinthen, der Augenmuskelsteuerung etc. wurde schon eingegangen bzw. verwiesen. Sie können sich als Lage- und Haltungsasymmetrie manifestieren. Doch auch andere Abschnitte des Bewegungssystems (u. a. Beckenregion) können funktionell gestört werden.

HINTERGRUND-INFORMATIONEN
Funktionelle Störungen anderer sensorischer Organsysteme sind im Säuglingsalter hingegen deutlich seltener. So sind rezeptiv-labyrinthäre, gustatorische oder olfaktorische Erkrankungen praktisch nicht bekannt. Entsprechende visuelle und auditive Wahrnehmungsstörungen werden meist zeitig erkannt. Darüber hinaus beziehen nur wenige angeborene Fremdreflexe ihre Auslösereize aus visuellen oder akustischen Rezeptionsgebieten, da sie zur Geburt entweder noch wenig entwickelt sind (visuelle Leistungen) oder vorerst nur geringfügig zur Halte-, Stell-, und Lagesicherung beitragen (das Gehör als Alarmsystem). Andererseits können beispielsweise innere Erkrankungen wie eine Pyelonephritis auf reflektorischem Wege zu einer verlängert asymmetrischen Reaktion, u. a. im Galant-Reflex, führen.

Propriozeptive Afferenzen signalisieren den Spannungszustand von Gewebestrukturen bzw. deren Spannungsänderung. Ihre Rezeptoren gehören zur Gruppe der Mechanosensoren, sie sind beispielsweise in der Muskulatur, den Sehnen, dem Gelenkkapsel-Bandapparat, in Faszien sowie im Knorpel- und Gelenkbereich zu finden. Sie erfassen Haltungs- und Bewegungsvorgänge wie auch Schwerkrafteinflüsse oder Beschleunigungsbewegungen. Doch auch endogene Spannungsänderungen der jeweiligen Strukturen wie die Darmmotilität, die Blasenfüllung, An- und Verspannungen von Muskeln, Gelenkbewegungen bzw. -reizungen u. v. a. m. werden so wahrgenommen. Dazu gehören auch funktionelle Störungen der Biomechanik von Gelenken und die hiermit in Wechselwirkung stehenden Strukturen des Halte- und Stützapparates. Resultat ist eine veränderte propriozeptive Afferenz, die im Abgleich mit anderen sensorischen Sinneseindrücken verarbeitet und ggf. beantwortet wird.

Belege dafür sind beispielsweise die Tonuserhöhung der periartikulären Muskulatur infolge einer Hüftdysplasie oder die funktionellen Störungen des Beckenrings. So ergeben sich bei Säuglingen mit einseitigen Blockierungen des Iliosakralgelenks (ISG) vermehrt stereotype, asymmetrische Bewegungsmuster der unteren Extremitäten (➤ Abb. 5.1, ➤ Film 29).

Funktionelle Störungen der Biomechanik beeinflussen demnach spontan generierte Bewegungsabläufe (➤ Abb. 5.2, ➤ Film 30).

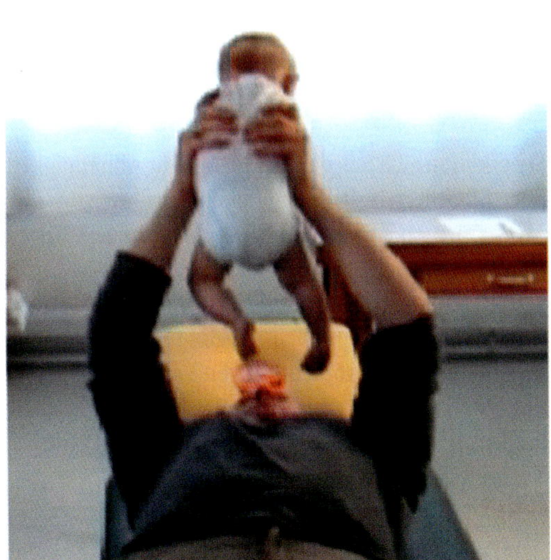

Abb. 5.1 Komplex gestörtes Bewegungsmuster bei linksseitiger ISG-Blockierung sowie Seitneigeeinschränkung der Halswirbelsäule nach rechts, 5 Monate alter Säugling, ➤ Film 29.

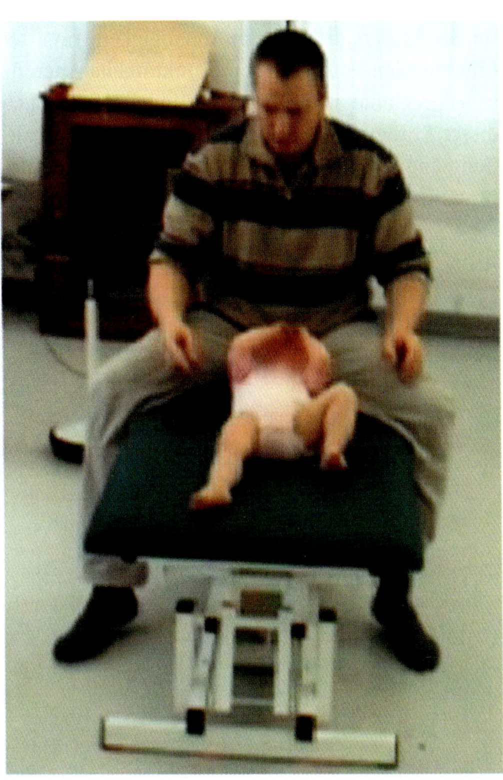

Abb. 5.2 Einseitige ISG-Blockierung vor und nach Therapie, Kleinkind, ➤ Film 30.

HINTERGRUNDINFORMATIONEN

Sogenannte reversible, segmentale, hypomobile Funktionsstörungen des Bewegungssystems sind behandelbare Einschränkungen der Beweglichkeit von Gelenkabschnitten. Sie können auch nur einzelne Bewegungssequenzen eines Arthrons (Gelenks) betreffen. Ausgelöst werden sie durch mechanische Irritationen oder auf reflektorischem Wege. Ein wesentliches Charakteristikum ist die Anspannung der periartikulären kontraktilen Strukturen des Bindegewebes und der Muskulatur. Daraus ergeben sich nicht nur Auswirkungen auf die Biomechanik oder die neuronale Aktivität (Schmerz, Sympathikus), sondern auch auf die propriozeptive Wahrnehmung im betroffenen Gelenkbereich sowie in den benachbarten und überregionalen Funktionssystemen.

Aus reversiblen segmentalen Funktionsstörungen (sog. Blockierungen) resultieren dabei nicht nur Beeinträchtigungen der jeweiligen Gelenkfunktion mit Bewegungseinschränkungen. Sie führen auch zu tastbaren Spannungsänderungen der periartikulären Strukturen, die sich – in Abhängigkeit von ihrer funktionellen Potenz – als dysfunktionelle Afferenz (über-)regional mitteilen. Funktionelle Störungen dieser Körperabschnitte gehen mit reaktiven Spannungsänderungen der hier angesiedelten Muskulatur und der Gelenkregionen einher.

HINTERGRUND-INFORMATIONEN

Die subokzipitale tiefe Nackenmuskulatur ist dabei nicht nur Effektororgan im Sinne der Halte- und Stellsteuerung sowie bei Kopfbewegungen gegenüber dem Rumpf, sondern sie dient gleichzeitig dem ZNS als Informationsquelle über die Kopf-Körper-Stellung im Raum. Ihre Sonderstellung gegenüber anderen Regionen des motorischen Systems leitet sich u. a. von den schon beschriebenen Funktionsprinzipien angeborener Fremdreflexe ab.

Neurophysiologisches Korrelat ist die besondere Dichte von Mechanosensoren im Subokzipitalbereich. Die tiefen kurzen Nackenmuskeln besitzen ca. 10- bis 100-mal mehr Muskelspindeln pro Gramm Muskelgewebe als beispielsweise der M. gastrocnemius [Voss 1971, Christ 1993, Wolff 1996]. Darüber hinaus gilt für hier detektierte Informationen das Prinzip der „konvergenten Inhibition": Es besteht eine etwa 10-fach geringere Inhibition propriozeptiver Afferenzen der Subokzipitalregion im Vergleich zum M. gastrocnemius [zit. n. Wolff 1996]. Selbst die hier zu findenden neuronalen Steuerungsprinzipien (β-Motoneurone) weichen von der sonst üblichen Motoneuronverschaltung (α- und γ-Koaktivierung) ab [Abrahams et al. 1990].

MERKE

Funktionelle Irritationen der oberen Halswirbelsäule machen sich nicht nur als motorische Defizite bemerkbar, sondern auch als Störung der afferenten Informationsverarbeitung.

Diese Wechselwirkungen sind „verschiedene Seiten einer Münze". In Abhängigkeit von der individuellen Reaktionslage kommt es – infolge der Verknüpfung mit Tonusregulationszentren – zu verschieden gebahnten Antwortmustern auf spezifische Reize. Funktionellen Störungen der oberen Zervikalregion folgen mehr oder minder charakteristische Auswirkungen auf die Tonusregulation der Extremitäten (TNR, ➤ Kap. 3.2.3) und des Rumpfs (Hals-Stellreaktionen, ➤ Kap. 3.2.5). Biedermann [1996, 2006] hat die Zusammenhänge von Haltungsasymmetrien und zervikaler Dysfunktion unter dem Begriff KiSS

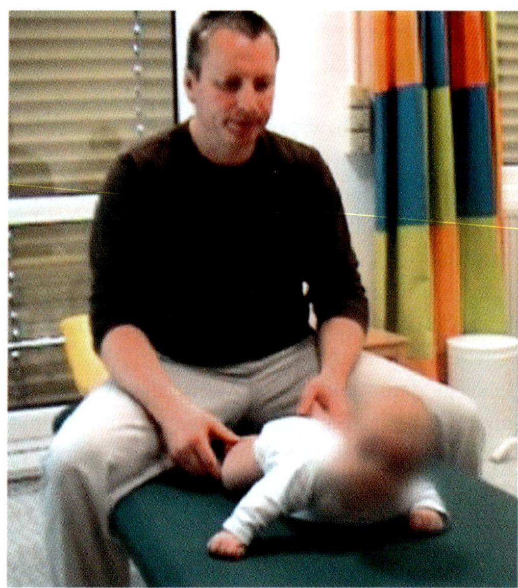

Abb. 5.3 KiSS: stereotype Tonusregulation der Extremitäten und inverser ATNR in Rückenlage bei kombinierter Bewegungseinschränkung der Halswirbelsäule (frontale LSR und passive Anteflexion), neurologisch gesunder 3½ Monate alter Säugling, ➤ Film 31.

(Kopfgelenk-induzierte Symmetriestörung) zusammengefasst (➤ Abb. 5.3, ➤ Film 31).

5.3 Auswirkungen von dysfunktionellen Afferenzen des propriozeptiven Systems

Sie erklären sich aus der weitgehenden Abhängigkeit der infantilen Halte- und Stellsteuerung von den Mechanismen angeborener Fremdreflexe bzw. ihren Reaktionen und den sie auslösenden propriozeptiven Informationen.

Entsprechend auffällige Säuglinge zeigen je nach dem stereotypen propriozeptiven Entladungsmuster der involvierten Nackenmuskulatur (infolge anhaltender Anspannung der regionalen Muskulatur bei Kopfgelenkblockierung) beispielsweise:

- Rechts-links-Asymmetrien in den Tonusverhältnissen der Extremitätenmuskulatur (ATNR-Muster oder invers ➤ Kap. 3.2.3), in Bauchlage resultiert vermehrt eine einseitige Armretraktion mit Auswirkungen auf die Stützbereitschaft, eine

einseitige Faustungstendenz mit verzögerter Handöffnung und ggf. Schlupfdaumen,
- Einschränkungen der Halswirbelsäulenbeweglichkeit als Ausdruck einer Zwangs- bzw. Entlastungshaltung (Prüfung der Labyrinth-Stellreflexe und -Reaktionen, ➤ Kap. 3.2.8),
- Tonusunterschiede der Rumpfmotorik, die zu „C"-förmigen Skoliosierungen führen (Hals-Stellreaktionen, ➤ Kap. 3.2.5), unterschiedliche Reaktionen bei der Prüfung des Galant-Reflexes (➤ Kap. 3.2.1) oder
- subtile Tonusunterschiede zwischen Armen und Beinen bzw. rechts/links mit
- stereotypen Überstreckungsreaktionen (z. B. in den Abhangreaktionen n. Vojta).

Ein intaktes ZNS wird also zu einer vermehrt stereotypen, den Erfordernissen der weiteren Kindesentwicklung wenig angepassten Antwort gezwungen.

Wie erwähnt, sind die aufgeführten Tonusänderungen der Muskulatur entweder als physiologische Anpassungen an eine persistierende (Zwangs-)Haltung des Kopfs aufzufassen oder es ergeben sich propriozeptive Entladungsmuster der subokzipitalen Region, die der tatsächlichen Kopf-Körper-Stellung nicht entsprechen (Hals-Stellreaktionen, TNR) und zu einer unphysiologischen Extremitäten- und Rumpftonisierung führen (➤ Abb. 5.4, ➤ Abb. 5.5).

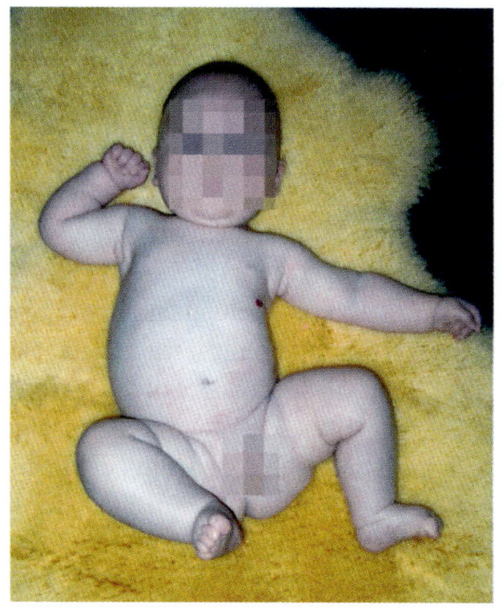

Abb. 5.4 Funktionelle Störung der Kopfgelenkregion – unangepasste Rumpf- und Extremitätentonussteuerung an eine Kopfhaltung, 4 Monate alter Säugling [Sacher 2009].

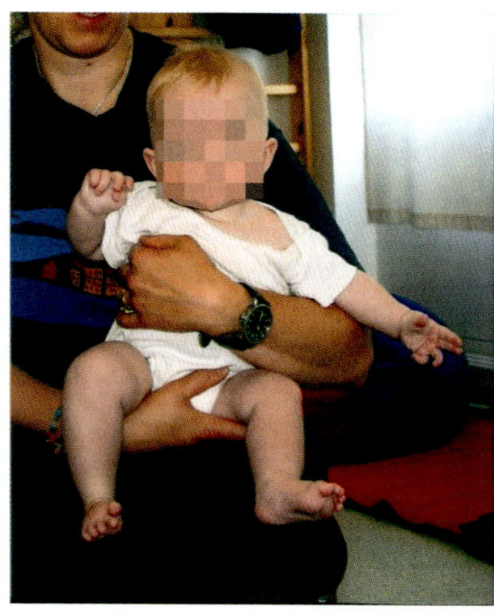

Abb. 5.5 Asymmetrische und unangepasste Ruhetonussteuerung der oberen Extremitäten, 6 Monate alter Säugling mit Kopfgelenkblockierung.

Beiden Formen gemein sind die Auswirkungen der stereotypen Tonussteuerung der Rumpf- und Extremitätenmuskulatur. Sie äußern sich in entsprechend asymmetrischen Haltungsanpassungen bzw. Bewegungsabläufen und werden im Rahmen der Übernahme in das nichtintentionelle motorische System weniger moduliert eingewebt bzw. trainiert. Dabei finden sich keine neurologischen Grunderkrankungen.

MERKE

Propriozeptive Dysfunktionen der Informationsverarbeitung können die Integration und die Modulation von angeborenen Fremdreflexen verzögern. Die zentralnervöse Überarbeitung der Halte- und Stellsteuerung gelingt meist nicht altersgerecht. Das sensomotorische System greift dann auf bereits etablierte reflektorische Mechanismen zurück oder es entstehen unangepasste Muster.

Selbst weiter peripher gelegene funktionelle Entwicklungsstörungen wie Hüftdysplasien teilen sich regional den periartikulären Strukturen mit und führen zu Spannungsphänomenen der Muskulatur, im Beispiel der Hüftdysplasie u. a. als Adduktorenspannung. Im Falle einer funktionellen Störung der Iliosakralgelenke erreichen die reflektorischen Muskelanspannungen über das System der tiefen autochthonen Rückenmuskulatur die obere Halswirbelsäule. Die Funktionen solcher peripher gelegenen Regionen haben demnach physiologische, aber auch pathophysiologische Auswirkungen auf die globale Tonussteuerung. Es bestehen also enge Wechselwirkungen zwischen der Funktion beider Wirbelsäulenpole. Dabei kann beobachtet werden, dass ein gestörtes Entladungsmuster der Propriozeptoren der Nackenregion durch Bewegungen im Beckenbereich verstärkt wird.

Differenzialdiagnostisch kommen bei allen Bewegungsstörungen und Entwicklungsverzögerungen zentralnervöse Erkrankungen wie Zerebralparesen, Tumoren (z. B. im Kleinhirnbrückenwinkel), aber auch genetische Anomalien, andere sensorische Dysfunktionen (z. B. okulärer Schiefhals) oder Dysplasien in Betracht.

5.4 Haltung und Bewegung

Sherrington [1947] charakterisierte die Haltung als „Schatten der Bewegung". Jede Bewegung wird demnach von einer Haltung begleitet. Insbesondere im Säuglingsalter, aber auch später, generieren sich jedoch spontane Bewegungsmuster u. a. auf der Grundlage von Haltungen. Beide sind im frühen Säuglingsalter Ausdruck der momentanen individuellen Tonussituation, die sich aus zentralen und regionalen Mechanismen der Tonusförderung sowie Interaktionen von angeborenen Fremdreflexen zusammensetzen. Ihnen unterliegen sowohl die Bewegungssequenzen von *general movements* (➤ Abb. 2.1) als auch die sich etablierende nichtintentionelle Motorik. Sie werden durch den jeweiligen Verhaltenszustand wie Wachheit oder Müdigkeit genauso beeinflusst wie durch Freude oder Abneigung.

HINTERGRUND-INFORMATIONEN

An dieser Stelle sei an die Feststellung des Leipziger Kinderarztes Peiper [1963] erinnert. Er schrieb: *„Überhaupt leistet das Kind in guter Stimmung, wenn es mit dem Untersucher vertraut ist und Freude an seinem eigenen Können hat, wesentlich mehr als in schlechter Laune. Einmalige Versuche durch einen Beobachter, der dem Kinde fremd ist, zeigen dieses nicht auf der Höhe seiner Leistungen."*

Unter physiologischen Bedingungen sind junge Säuglinge in der Lage, verschiedene, der Kopf-Körper-Stellung angepasste Haltungen zu generieren. Die parallel einsetzende Bahnung der intentionellen Motorik erweitert dabei das Haltungs- und Bewegungsrepertoire, die Dominanz angeborener Fremdreflexe und ihrer Reaktionen reduziert sich. Durch Üben erfolgt eine Übernahme der neu gewonnenen Bewegungsfreiheit in das nichtintentionelle motorische System.

Infolge stereotyper Afferenzmuster des propriozeptiven Systems ergeben sich stereotype Haltungsmuster mit daraus resultierenden Auswirkungen auf die einzuübenden Bewegungsengramme. Die Dominanz der hier zugrunde liegenden angeborenen Fremdreflexe bzw. ihrer Reaktionen kann erst mit Reifung anderer sensomotorischer Steuerungsregionen und z. T. auf Umwegen reduziert werden.

HINTERGRUND-INFORMATIONEN

Im Alter von 3 Monaten verändert sich die Körperhaltung des Säuglings physiologisch bedingt von einer körperorientierten Haltung hin zur raumorientierten Kontrolle [Prechtl 1989]. Somit werden Halte- und Stellsteuerung deutlich erweitert und mit Zielbewegungen abgeglichen. Durch Einbeziehung anderer sensorischer Systeme (wie die der visuellen und akustischen Orientierung) ist die erste Übungsphase ihrer Zusammenführung und Verrechnung bald abgeschlossen und infolge anderer Informationen zur Raumwahrnehmung in geringerem Maße von taktil-kinästhetischen Leistungen abhängig.

Dabei handelt es sich um die Überarbeitung der zuvor schon etablierten Haltungs- und Bewegungsengramme im Rahmen der fortschreitenden sensomotorischen Kindesentwicklung. Zusätzlich ermöglichen andere Steuerungsebenen, wie die des visuellen und labyrinthären Systems, im Zuge der fortschreitenden Vertikalisierung Kompensationsaufgaben. Inhibitorische Neurone reduzieren zudem die Abhängigkeit von reflektorisch-reaktiven Verhaltensprinzipien. So verliert das pontine extensorenfördernde System (tonische Aktivierung durch alle somatosensorischen Trakte) mit zunehmender kortikaler Bahnung seine Dominanz, es resultiert eine Feinabstimmung mit dem extensorenhemmenden bulbären System der Formatio reticularis (Aktivierung durch kortikale Gebiete) [Illert und Kuhtz-Buschbeck 2006].

Gutmann [1984] fasste die Rolle **dysfunktioneller zervikaler Afferenzen** folgendermaßen zusammen: Sie sind „*eine primäre (…) Störung, die ein evolutionäres Überschreiten der kinesiologischen Reflexschwelle verhindert (eigentlich „erschwert"; Anmerkung des Autors) und somit den TNR das Feld der motorischen koordinativen Automatismen weiterhin überlässt mit der Folge einer in stereotyper Weise gestörten Motorik.*"

Besonders der Aufbau des individuellen motorischen Stereotyps, der Haltung und der Aufrichtung wird durch funktionelle Störungen des Bewegungssystems nachhaltig gestört [Stejskal, Floyd und Silver, Vojta – zit. n. Gutmann 1984]. Philippi et al. [2006] betonen, dass Säuglinge mit Haltungsasymmetrien häufiger generalisierte Auffälligkeiten bei videobasierten Bewegungsanalysen zeigen.

MERKE
Haltungs- und Bewegungsasymmetrien gehen „Hand in Hand".

Darüber hinaus zwingt die Einschränkung der zervikalen Mobilität andere sensorische Systeme zu ihrer Anpassung. Die Verrechnung der sensorischen Informationen im Rahmen der Kopf-Körper-im-Raum-Wahrnehmung bleibt wenig optimal (➤ Abb. 5.6).

Resultat ist eine verzögerte Integration von angeborenen Fremdreflexen der Haltesteuerung und eine mangelnde Perfektionierung motorischer Antwortmuster. Das sensomotorische System ist dabei so gut abgesichert, dass funktionelle Störungen der propriozeptiven Informationserarbeitung und z. T. sogar der zentralen Informationsverarbeitung zunehmend ausgeglichen werden können.

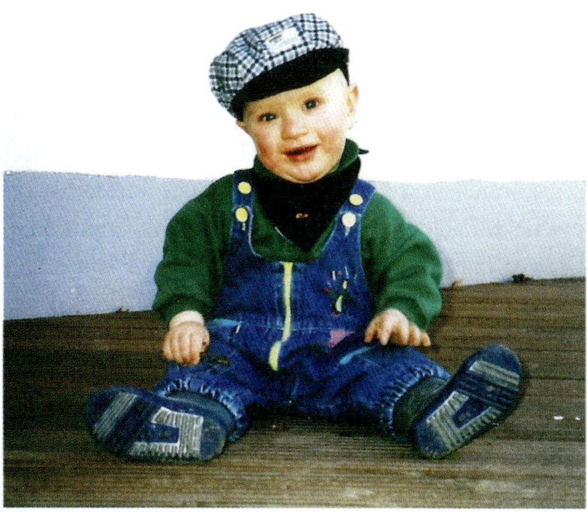

Abb. 5.6 Funktionelle Anpassung der Kopf-, Rumpf- und Becken-/Beinhaltung als Ausdruck der Tonusregulation, 11 Monate alter Säugling [Sacher 2003].

Je nach individueller Ausstattung (u. a. Temperament), Störungen anderer gleichgewichtsstabilisierender Systeme (z. B. Sehstörungen) und Erfahrungen macht sich die kinästhetische Wahrnehmungsunsicherheit im späten Säuglings- und Kleinkindalter weiter bemerkbar. Sie ist beispielsweise abzulesen an der ggf. verspäteten Etablierung der Parachute-Reaktion (➤ Kap. 3.2.8), vermehrtem Stolpern und Stürzen, Ängstlichkeit beim Sitzen auf den väterlichen Schultern oder in Bezug auf Höhen u. a. m.

Die resultierende affektive Unsicherheit hat, abgesehen von Problemen wie Auffälligkeiten bzgl. der Eltern-Kind-Beziehung, oft ihre Ursache in der Verrechnung von divergierenden Afferenzen der sensorischen Informationsversorgung sowie sich daraus entwickelnden motorischen Dyspraxien.

MERKE
Affektive Verhaltensauffälligkeiten können Folge einer sensomotorischen Unsicherheit sein.

Sensomotorisch-affektive Frühzeichen solcher Integrationsstörungen im späteren Säuglings- und Kleinkindalter sind Unbehagen und die Auslösung einer inadäquaten reflektorischen Halte- und Lagesicherung bei schneller Lageänderung.

Die Differenzierung solcher sensomotorisch-affektiver Verhaltensphänomene im Alter von 1–3 Jahren ist schwierig, zumal zeitgleich die Vertiefung der Eltern-Kind-Beziehung stattfindet (Fremdeln). Darüber hinaus kann das Kind in diesem Alter auf individuelle Erfahrungen mit Untersuchungs- und Behandlungssituationen zurückgreifen. Selbst sensomotorische Auffälligkeiten gehen häufig in der physiologischen Varianz der Kleinkindentwicklung unter.

Abweichungen der motorischen Entwicklung lassen sich also nicht auf zentralnervöse Erkrankungen, Stoffwechselstörungen, genetische Anomalien etc. reduzieren. Im Gegenteil, die übergroße Mehrheit entsprechend auffälliger Säuglinge, die eine physiotherapeutische Behandlung durchlaufen, weisen weder strukturelle neurologische noch genetische Anomalien oder Stoffwechselveränderungen auf.

5.5 Diagnostik und Therapie

Die Säuglingsentwicklung wird in Deutschland von 6 Vorsorgeuntersuchungen engmaschig kinderärztlich begleitet. Dabei erfolgt neben der internistisch-pädiatrischen Diagnostik ein Abgleich der sensomotorischen Leistungen des Kindes mit neurologischen Tests. Die Funktionsprüfung des auditiven Systems ist dabei ebenso enthalten wie die der visuellen Fähigkeiten oder die sonografische Kontrolle der Hüftentwicklung. Bestehen Auffälligkeiten, schließt sich eine weiterführende, eventuell apparative Diagnostik und ggf. spezifische Therapie an. Sehstörungen sind im Säuglingsalter jedoch aufgrund der noch fehlenden Kooperation nicht immer leicht zu erkennen.

HINTERGRUNDINFORMATIONEN

Der okuläre Schiefhals – eine sensomotorische Anpassung der Kopf- und nachfolgend der Körperhaltung an Störungen des visuellen Systems – ist seltener als allgemein angenommen. Die Seitneigefähigkeit der Halswirbelsäule in den frontalen Labyrinth-Stellreaktionen bleibt dabei erhalten. Ein Torticollis opticus entwickelt sich sekundär im Laufe der ersten Lebensmonate (Fotoalbum). Er ist Beleg für die enge Verschaltung visueller Zentren mit sensomotorischen Leistungen der Zervikalregion.

Einseitige **Hörstörungen** entziehen sich gelegentlich einer orientierenden kinderärztlichen Prüfung, viele Neugeborenenstationen verfügen jedoch über ein apparatives Screening. Auch sie können zu Haltungsasymmetrien führen, da das funktionell ungestörte Ohr zur Schallquelle gerichtet wird. Auch diese Form einer Haltungsasymmetrie ist selten, im Schlaf oder in Ruhe (hier „akustisch" gemeint) verschwindet die Haltungsanpassung. Auch bei diesen Kindern sind die frontalen Labyrinth-Stellreaktionen seitengleich und prompt auslösbar.

Die Kontrolle der Funktionen des Bewegungssystems beinhaltet die routinemäßige Hüftultraschalluntersuchung. **Entwicklungsstörungen des Hüftgelenks** lassen sich kaum klinisch erfassen. Das therapeutische Spektrum reicht von der Fixierung des Gelenks in Beugehaltung bis hin zur operativen Intervention. Seifert [1996] betont die synergistischen Effekte einer manualmedizinischen Behandlung von ggf. kombiniert vorliegenden Beckenring-Funktionsstörungen.

HINTERGRUNDINFORMATIONEN

Wir und auch andere Kollegen [Göhmann 2008] beobachteten in Einzelfällen neurologisch gesunde Säuglinge mit Haltungsasymmetrien, bei denen sich trotz regelrechter (und technisch korrekter) sonografischer Darstellung der Hüfte bei der Erstuntersuchung dennoch später eine Dysplasie des Gelenks entwickelte. Sie kann Folge einer asymmetrischen Tonussituation der Extremitäten sein. Sekundäre Hüftdysplasien bei Kindern mit zentralneurologischen Erkrankungen werden ebenfalls u. a. auf Tonusunterschiede der periartikulären Muskulatur zurückgeführt.

Provokationsuntersuchungen der Lagesicherung erlauben Rückschlüsse auf die Verarbeitung der angebotenen Reize im ZNS und die Unversehrtheit der Effektoren. Beispielsweise dient die Auslösung der Moro-Reaktion gleich nach der Geburt dem Auffinden von peripheren Lähmungen. Sie unterteilen sich in Kontrollen der reflektorisch-reaktiven Entwicklung (angeborene und erworbene Fremdreflexe, Reaktionen und Automatismen) sowie die Bestimmung des sensomotorischen Entwicklungsalters.

Auf die Bedeutung der Waltezeiten (➤ Kap. 4.1) und die Interpretation der jeweiligen Befunde wurde schon eingegangen. Festzuhalten bleibt, dass es sich dabei um Zeitfenster handelt, die individuell variieren können und darüber hinaus auch individualtypische Muster der Verhaltensbahnung beinhalten. Die verzögerte Integration angeborener Fremdreflexe und ihrer Reaktionen bzw. die mangelnde Weiterentwicklung erworbener Fremdreflexe (Parachute-Reaktion, ➤ Abb. 3.34, statische und statokinetische Reflexe) ist dabei nicht immer Ausdruck einer zentralen Koordinationsstörung. Sie kann beispielsweise auch Signal einer dysfunktionellen Afferenz sein.

Ausgangspunkt der Diagnostik von Halte- und Lageanomalien im Säuglingsalter sollte neben einer differenzierten Anamneseerhebung die Feststellung der Aktualität der Lageasymmetrie sein. Hilfreich sind hier das Fotoalbum sowie die Beobachtungen bei den Vorsorgeuntersuchungen. Entwickeln oder verstärken sich derartige Fehlhaltungen in den ersten 12 Lebenswochen, so kommen differenzialdiagnostisch in erster Linie funktionell vertebragene Ursachen (dysfunktionelle Afferenz – KiSS, ggf. mit einseitiger Irritation des M. sternocleidomastoideus), Verletzungen, Fehlbildungen oder schwere zentralneurologische Erkrankungen in Frage. Hingegen ist bei Halte-, Lage- und Bewegungsasymmetrien, die erst jenseits des 3. Lebensmonats auftreten, an neurologische Ursachen, schwere Traumen und Auswirkungen von Dysplasien zu denken. Selten sind eine Hemihyperplasie, genetisch bedingte Anomalien, Seh- und Hörstörungen oder innere Erkrankungen für eine derartige Auffälligkeit verantwortlich. Bei über 20.000 untersuchten Säuglingen in unserer hochspezialisierten Praxis fand sich ein Säugling mit einem Kleinhirnbrückenwinkeltumor.

Die Prüfung von Lagereaktionen im Säuglingsalter stellt eine unspezifische Testung der sensomotorischen Antwortbereitschaft des Kindes dar. Jeder Untersucher hat dabei sein eigenes Schema und geht individuell auf den Entwicklungsstand des Kindes sowie die jeweiligen Gegebenheiten der Untersuchungssituation ein. Die zuvor durchgeführte Überprüfung der Spontanbewegung und ihre Einordnung in das Grenzstein-Konzept der sensomotorischen Entwicklung [Michaelis und Niemann 2004] berücksichtigt dabei in Verbindung mit der neurologischen Untersuchung die Relevanz der Befunde.

Insbesondere die Auslösung affektiv-sensomotorischer Reaktionen bei schnellem Lagewechsel bietet – unter Berücksichtigung der Situation, des Entwicklungsalters und der individuellen Reaktionsbereitschaft [s. Peiper 1963] – wertvolle anamnestische Hinweise. Ältere Säuglinge lieben z. B. „Hoppe-Reiter"-Spiele, in die Luft geworfen zu werden oder wie ein Flugzeug zu schweben. Reagiert das Kind hingegen mit Unbehagen, sind die möglichen Gründe dafür zu hinterfragen (z. B. negative Vorerfahrung vs. zentrale oder periphere Regulationsstörungen).

Aus den Interaktionen der Bezugsperson mit dem Kind ergeben sich erste Aufschlüsse über die Eltern-Kind-Beziehung bis hin zur Interpretation von affektiven Auffälligkeiten.

MERKE

Die Beurteilung der sensomotorischen Entwicklung sollte im Kindesalter immer die affektive Verhaltensregulation bei angepassten passiven Lageänderungen mit einbeziehen.

Einfache, ergänzende Tests für die Überprüfung der Halte- und Stellsteuerung im Säuglingsalter sowie ihrer zentralen Verarbeitung sind ab ca. dem 3./4. Entwicklungsmonat

- die Auslösung der frontalen Labyrinth-Stellreaktionen (➤ Kap. 3.2.8) im Seitenvergleich (bei einseitigen Seitneigedefiziten: Dysplasien der Halswirbelsäule, neurologische Erkrankungen, funktionelle Störungen; bei beidseitigen Seitneigedefiziten: Entwicklungsrückstand, meist verbunden mit den verschiedenen Formen einer muskulären Hypotonie, neurologische Erkrankungen, Stoffwechselstörungen),
- Kontrolle des Muskeltonus im Seitenvergleich und oben/unten (Neurologie, tonische Nackenreflexe [➤ Kap. 3.2.3] inkl. dysfunktioneller Afferenz, Rückenmarksschädigung, Monoplegie etc.),
- Auflösung der Landau-Reaktion durch passive Kopfanteflexion (Defizit der Kopfvorbeuge führt zu Pendelbewegungen des Rumpfs, oft in Verbindung mit einer Bauchlageintoleranz, meist infolge von funktionellen Störungen des oberen Wirbelsäulenpols).

Hier zu beobachtende Abweichungen bedürfen immer einer weiterführenden Diagnostik und ggf. Therapie.

HINTERGRUND-INFORMATIONEN

Der muskuläre Schiefhals führt schon im Neugeborenen- und frühen Säuglingsalter zu einer Kopfzwangshaltung mit Auslösung reflektorischer Anpassungen der Halte- und später der Stellsteuerung für den Kopf, die Extremitäten und den Rumpf. Er gilt nach wie vor als Mysterium. Ursache dafür ist eine einseitige Anspannung des M. sternocleidomastoideus im Sinne eines Kompartment-Syndroms [Martin 2010]. Nach unseren Erfahrungen sind betroffene Kinder häufiger aus einer intrauterinen Zwangslage entbunden worden (Beckenendlage, Querlage, Mehrlingsschwangerschaften etc.). Auch der Geburtsmodus scheint eine Rolle zu spielen (insbesondere infolge einer Zugbelastung der kindlichen Zervikalregion). Da ohne vorherige Anspannung im M. sternocleidomastoideus eine Irritation des Muskels und seines Gefäß-

5

Nerven-Bündels pathophysiologisch kaum zu erwarten ist, kann man von einem Traumamechanismus ausgehen, der von einer Aktivierung der betroffenen Muskulatur eingeleitet wird (fixierte intrauterine Kopfschiefhaltung). Tritt eine Überstreckung oder eine vermehrte Zugbelastung (➤ Abb. 5.7, Kaiserschnitt, Beckenendlage) der Zervikalregion unter der Geburt hinzu, so resultiert eine traumatische Schädigung.

Dieses Trauma geht regelhaft mit funktionellen Bewegungsstörungen im kraniozervikalen und zervikothorakalen Übergang einher. Die gelegentlich noch angewendete Dehnungsbehandlung der zervikalen Muskulatur ist schon aus pathophysiologischen Gesichtspunkten zu überdenken. Sie führt einerseits zu schmerzhaften Sensationen und andererseits zu neuen Irritationen im Bereich der Muskelfasern. Resultat ist eine vermehrte Fibrosierungstendenz des Muskels. Einziger (Neben-)Effekt ist dabei die unspezifische Mobilisierung des oberen Wirbelsäulenpols. Hingegen kann das Kind durch gezielte manuelle Techniken schonend und meist effektiv aus seiner stereotypen Haltung – mit gestörtem Bewegungsspiel des oberen und unteren Halswirbelpols – befreit werden. Differenzialdiagnostisch lassen sich selten auftretende Bindegewebstumoren im Bereich der ventralen Halsmuskulatur sonografisch erkennen, Klavikulafrakturen sind meist klinisch erfassbar.

Variable Lage- und Haltungsasymmetrien sind Ausdruck der im Teil I dargestellten physiologischen Regulationsmechanismen. Selbst konstante Abweichungen der Haltung und Lage sind insbesondere in den ersten Lebenswochen nicht immer pathologisch und evtl. Zeichen einer Anpassungshaltung, beispielsweise bei Überhangschädel (➤ Abb. 5.8).

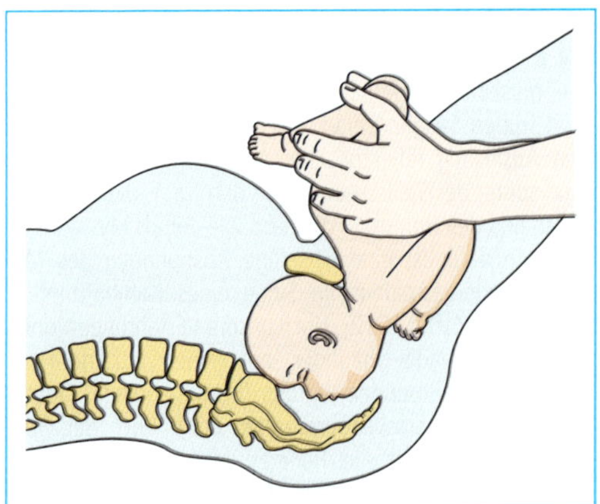

Abb. 5.7 Zugbelastung der ventralen Halsmuskulatur bei Beckenendlagenentbindung n. Bracht [L106].

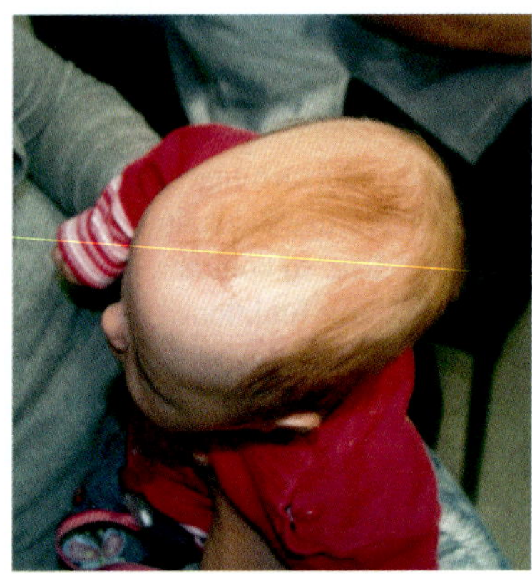

Abb. 5.8 Lang- bzw. Überhangschädel.

HINTERGRUND-INFORMATIONEN

Ein Lang- bzw. Überhangschädel führt in neutraler Rückenlage zu einer mechanisch bedingten Anteflexion und Inklination des Köpfchens. Infolge der 3 Engen des oberen Respirationssystems wird die Spontanatmung erschwert [Sacher, Wuttke und Göhmann 2007]. Durch kompensatorische Rotation und ggf. Retroflexion im oberen Wirbelsäulenpol bei Rückenlage werden die Atemwege freigehalten. Daraus resultiert wiederum die Abspeicherung einseitiger Bewegungsmuster mit Auswirkungen auf die globale Tonussteuerung. Das Kind dreht dann den Kopf immer zu einer Seite und überstreckt die Kopf-Hals-Region.

Selbst funktionell vertebragene Störungen haben in diesem Alter eine hohe Spontanheilungstendenz oder verschwinden schon im Rahmen der kinderärztlichen Funktionsuntersuchung (z. B. Rotationsprüfung der Halswirbelsäule). Die Indikation zur Therapie ergibt sich aus differenzialdiagnostischen Überlegungen, Begleitbefunden und individuellen Gegebenheiten.

Ab dem 3./4. Entwicklungsmonat sind konstante Haltungsasymmetrien nicht mehr zu erwarten. Grund dafür ist die zunehmende Inhibition reflektorischer Lagebeziehungen sowie eine jetzt anzunehmende Variabilität der Bewegungsmuster infolge intentioneller Programme. Persistierende Lage- und Haltungsasymmetrien sind in diesem Alter als unphysiologisch anzusehen und können eine Störung des sensomotorischen Systems signalisieren, die Folge einer peripheren oder zentralen Koordinationsstörung sein kann. Sie lassen sich durch neurologische Untersuchungsverfahren meist differenzieren.

Die Grundprinzipien der **Förderung sensomotorisch-affektiver Integrationsleistungen** neurologisch gesunder Kinder werden in ➤ Kap. 6.4 ausführlicher dargestellt. Für das spätere Säuglings- und frühe Kleinkindalter liegen die Schwerpunkte auf

- der Beseitigung von dysfunktionellen Afferenzen und
- dem Angebot an neuen Lernerfahrungen wie
  - nach einigen Tagen langsam ausgeführte Bewegungsangebote (Bewegungsbahnung im Rahmen der täglichen Beschäftigung mit den Kindern) mit
  - Einbeziehung der Bezugspersonen (Urvertrauen) unter
  - weitgehender Vermeidung negativer affektiv-emotionaler Reaktionen.

Nicht selten erzielt schon die behandlungsbedingte Überarbeitung der sensorischen Informationsversorgung in Kombination mit der altersgerechten Förderung der Kinder im häuslichen Milieu einen ausreichenden Therapieerfolg. So sind propriozeptive Störungen meist durch Techniken der Manuellen Medizin behandelbar (➤ Abb. 5.9, ➤ Film 32).

Sensomotorische Störungen haben auch Einfluss auf die differenzierte Erarbeitung von Informationen bzw. auf die Verrechnung und Beantwortung.

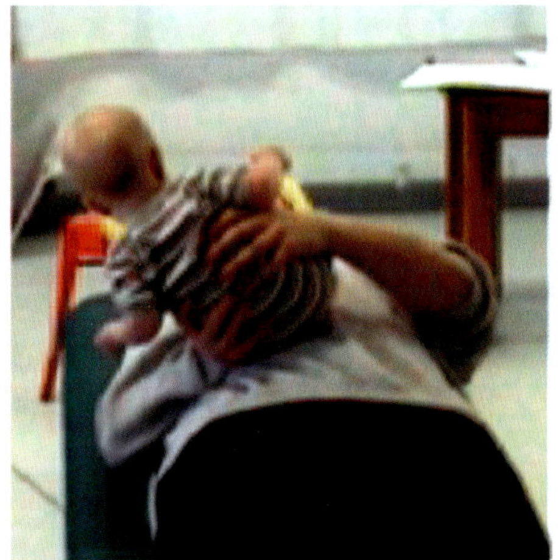

Abb. 5.9 Einschränkung der Seitneigefähigkeit der Halswirbelsäule nach links, KiSS I linkskonvex, 5 Monate alter Säugling, ➤ Film 32.

Motorische Entwicklungsrückstände sind daher auch immer Hemmschuhe der Sensorik (➤ Kap. 1.5). Eine abgestimmte und kindgerechte Nachsorge mit häuslichem Übungsprogramm unterstützt dabei den sensorischen Nachholbedarf des Kindes.

Die frühzeitige Erfassung und Therapie, insbesondere auch von sensorischen Dysfunktionen, verhindert die Engrammierung kompensatorischer Anpassungsmechanismen des sensomotorisch-affektiven Systems und ermöglicht die Überarbeitung motorischer Programme im jeweiligen Zeitfenster. Dabei ist der diagnostische und therapeutische Aufwand meist deutlich geringer als später. Darüber hinaus kann so die affektiv-emotionale Verhaltensprägung der Kindesentwicklung (➤ Kap. 6) schon in den ersten Lebensabschnitten – mit entsprechenden Auswirkungen auf die soziale, intrafamiliäre sowie kognitive Entfaltung des kleinen Patienten – beeinflusst werden.

MERKE

Die frühzeitige Behandlung von dysfunktionellen Afferenzeffekten verhindert das Etablieren von Kompensationsprogrammen. Außerdem schult sie die sensorische Kompetenz.

Die Diagnostik und die Therapie sensomotorischer Auffälligkeiten sind interdisziplinäre Aufgaben, bei denen in Abhängigkeit vom Befund auch Krankengymnastik zur Anwendung kommt. Dabei wird der Säugling – nach vorheriger Anleitung – mehrmals täglich durch die Eltern beübt.

HINTERGRUND-INFORMATIONEN

Der Abstand zu vorausgegangenen manuellen Behandlungen sollte 2–4 Wochen betragen. Dies dient einerseits der Überprüfung des damit verbundenen Therapieerfolgs (besteht noch eine Indikation für weitere therapeutische Maßnahmen?), andererseits auch dem Schutz des Kindes vor neuen Irritationen im Rahmen einer behandlungsbedingt eingeleiteten Regulierungsphase.

Unseres Erachtens sollten selbst bei der Krankengymnastik affektiv-emotionale Irritationen der kleinen Patienten unbedingt vermieden werden. Sie sind nicht nur der Eltern-Kind-Bindung abträglich. Nach unseren Erfahrungen erfolgt in einigen (nicht vorab einzuschätzenden) Fällen auch eine Sensibilisierung, die Auswirkungen auf die Habituations- und Sensitivierungsfähigkeit des Kindes hat: Es wird empfindlicher. Die zu erzielenden motorischen Fortschritte werden so mit einer negativ-emotionalen Verhaltenslage teuer „erkauft", ähnliches gilt für die sich entwickelnde Eltern-Kind-Beziehung.

HINTERGRUND-INFORMATIONEN

Noch immer wenig beachtet sind frühkindliche Bindungsstörungen im Eltern-Kind-Verhältnis, denen vermutlich auch Formen von konditionierten sensomotorisch-affektiven Verhaltensweisen zugrunde liegen. Erinnert sei an frühzeitige Trennungen von Mutter und Kind, verlängert anhaltende Schreiepisoden oder Stillprobleme bei fixiert retroflektierten Kindern (und den oftmals frustranen Versuchen des Handlings). Die Auswirkungen primärer und sekundärer Bindungsstörungen reichen oftmals bis ins Erwachsenenalter. Auf ihre komplexe Diagnostik und Therapie sowie die Bedeutung des Bindungshormons Oxytocin soll aus Übersichtsgründen nur verwiesen werden [von Klitzing 2009].

KAPITEL

6 Vorschul- und Schulalter

6.1 Einleitung

Unter physiologischen Bedingungen sind die ursprünglich angeborenen, auf sensomotorisch-affektiven Fremdreflexen und ihren Reaktionen beruhenden Verhaltensweisen im Kindesalter meist so weit in die allgemeine Verhaltenssteuerung eingewebt, dass ihre Herkunft und ihre Interaktionen nicht mehr zu erkennen sind oder als selbstverständlich hingenommen werden. In Abhängigkeit von ihrer Funktion und weiteren Verwendung wurden sie beibehalten, modifiziert oder inhibiert.

Einfaches Beispiel ist die beruhigende Wirkung des Nuckelns. Hierbei wurde schon im frühen Säuglingsalter reflektorisches Saugen in gesteuertes Nuckeln überführt [Iwayama und Eishima 1997], die sensorisch-affektive Verknüpfung bleibt jedoch oft noch lange bestehen. Schreckreaktionen bereiten den Organismus auf Schutz- bzw. Abwehrmaßnahmen vor oder leiten sie ein. Die Zunge hat ihre Rooting-Funktion auf körperfremde Irritationen der Mundhöhle und Lippen beibehalten, viele Schutzreflexe erfüllen weiterhin ihre Funktion oder haben sich neu etabliert. Die TNR sind als Reaktionen durch neue oder perfektionierte Halte- und Bewegungsmuster und ihre Übernahme in das nichtintentionelle motorische System soweit maskiert, dass sie häufig nicht mehr wahrzunehmen sind. Halte- und Stellreaktionen laufen „wie von selbst" ab. Die Labyrinth-Stellreaktionen richten unbewusst die Sehachse in der Horizontalen aus, in Verbindung mit Körper-Stellreaktionen (und insbesondere Hals-Stellreaktionen) ermöglichen sie das Aufstehen aus Liegepositionen, das Umdrehen aus der Rücken- oder Bauchlage etc.

MERKE

Zentralnervös überarbeitete, frühe Muster angeborener Fremdreflexe lassen sich auch noch im Kindes- und Erwachsenenalter nachweisen.

HINTERGRUND-INFORMATIONEN

Im Bereich der rehabilitativen Medizin werden Therapieformen eingesetzt, die auf Mechanismen der tonischen Nackenreflexe beruhen, um – beispielsweise bei Schlaganfallpatienten – die Antwortbereitschaft der Extremitätenmuskulatur zu fördern bzw. zu trainieren. Zahlreiche statokinetische Reaktionen – also lage- und haltungssichernde Programme (➤ Kap. 3.3.1) – basieren auf den Prinzipien angeborener Fremdreflexe. Sie werden durch Training modifiziert. Darüber hinaus greift der Organismus physiologischerweise auf solche Muster zurück, falls in Grenzsituationen des Überlebens entsprechende Reaktionen vonnöten sind und überarbeitete Programme nicht zur Verfügung stehen (➤ Kap. 3.3.1, Bananenschalen-Phänomen). Wie schon im Teil I betont, werden verschiedene statokinetische Reaktionen nicht nur durch Bewegung ausgelöst, sondern unterliegen auch affektiven Steuerungsprinzipien. Dies hat insofern besondere Bedeutung, als Kinder mit affektiven Verunsicherungen selbst auf inadäquate Reize mit überschießenden, wenig angepassten Halte- und Lagesicherungen reagieren (Schreckreaktionen).

Darüber hinaus wurde eine Vielzahl von erworbenen Fremdreflexen erlernt und gespeichert. Das kognitive System hat die Phase einer sensorisch-affektiven Verhaltenskonditionierung sogar überwunden und ist in der Lage, Erlebnisinhalte zu bewerten und ggf. mit unbewussten efferent-reflektorischen, vegetativen oder motorischen Programmen zu verknüpfen oder aber auch zu ignorieren (Erröten, Anspannung bei Gefahrensituationen, Lageunsicherheit). Dies führt letztlich auch zu Mechanismen der vorausschauenden Analyse von situativen Entwicklungen und der Etablierung von z.B. Vermeidungsstrategien. Alle diese Mechanismen sind an bereits erworbene Lernerfahrungen gebunden bzw. damit verknüpft.

HINTERGRUND-INFORMATIONEN

Rothenberger et al. [2008] machen auf die Weiterentwicklung bestehender Reflexkreise zu komplexen Verhaltensweisen aufmerksam. Dabei verweisen sie insbesondere auf „primitive orale Reflexe", deren Modulation und Überführung in willkürliche und unwillkürliche kraniofaziale Muster kaum neurophysiologisch und experimentell untersucht sind. Sie dürften bei den motorischen Phänomenen der Sprachproduktion, des emotionalen Gesichtsausdrucks sowie der mastikatorischen und endokrinen Funktionen der Region eine Rolle spielen. Ihr Wiedererscheinen ist bei alten Patienten häufiger zu beobachten und kann als Zeichen degenerierender Integrationsmechanismen interpretiert werden.

Was ist nun unter einer verzögerten Integration angeborener Fremdreflexe zu verstehen?

Einerseits können angeborene Fremdreflexe im Rahmen von zentralnervösen Erkrankungen – sprich Störungen des Integrators selbst – unmoduliert erhalten bleiben. Ein typisches Beispiel sind verschiedene Formen der Zerebralparese. Zum Teil gelingt es dem Organismus dabei nicht einmal, Fremdreflexe in Reaktionen zu überführen. Derartige Erkrankungen sind aus der Neuropädiatrie gut bekannt und nicht Gegenstand unserer Analysen.

HINTERGRUND-INFORMATIONEN

Der Integrator [Gschwend 2000] ist die zentralnervöse Verbindung zwischen Wahrnehmung und Motorik. Mehr als ⅔ aller (ca. 100 Mrd.) Großhirnneurone werden dem Integrator (früher „Assoziationskortex") zugeordnet. Der Begriff „Integrator" macht dabei auf eine funktionelle Einheit verschiedener, auch funktionell und topografisch getrennter Abschnitte des Hirns (Kortex – Balken – weitere Kommissuren – Mittelhirn) aufmerksam.

Andererseits ergeben sich auch bei Kindern ohne derartige hirnorganische Erkrankungen des ZNS Entwicklungsverzögerungen, bei denen die Dominanzen verschiedener angeborener Fremdreflexe bzw. ihrer Reaktionen nicht altersgerecht reduziert sind. Gründe dafür liegen in den Systemen der Sensomotorik und/oder den affektiven Verarbeitungsmechanismen, die die physiologische Überarbeitung solcher Reiz-Antwort-Beziehungen erschweren. Dabei können, die Kindesentwicklung begleitende, altersgerechte Programme nicht ausreichend erarbeitet oder überarbeitet werden. Der Rückgriff auf bestehende, schon frühzeitig etablierte Muster der sensomotorischen Bahnung und ihrer affektiven Bewertung führt dabei zu wiederkehrenden Verknüpfungen mit entsprechenden Auslösereizen. Einfache, die Lage oder Haltung destabilisierende Reize werden so überschießend motorisch beantwortet – es resultiert eine Unsicherheit, die zunehmend vorausschauend auch das affektive System erfasst. Ein solcher Rückgriff auf bestehende Programme ist dabei nicht Ursache, sondern Folge einer komplexen Regulationsstörung.

Um solche Zusammenhänge besser zu verstehen, soll auf verschiedene Aspekte der physiologischen Integrationsmechanismen von angeborenen Verhaltensweisen eingegangen werden.

6.2 Aspekte der Integrationsmechanismen

Die Integration von angeborenen Fremdreflexen ist eine zentralnervöse Leistung, die Ausdruck eines zunehmend optimierten Zusammenspiels von sensomotorischen Fähigkeiten und Fertigkeiten vor dem Hintergrund affektiver und kognitiver Verhaltensweisen darstellt. Sie unterliegt Lernprozessen.

Integrationsprozesse angeborener Fremdreflexe sind u. a. abhängig von

- Qualität, Quantität und Interaktionen der sensorischen Informationserarbeitung (dem ungestörten Zusammenspiel von Wahrnehmungsinformationen),
- der zentralnervösen Informationsverarbeitung und Beantwortung (mit Kompensationsmechanismen wie Schwellenveränderungen für labyrinthäre, taktile, propriozeptive und auditive Reize),
- der Variabilität adäquater motorischer Antwortmuster (Üben – Übernahme von überarbeiteten oder neu angelegten Programmen des intentionellen Systems in das System der nichtintentionellen Motorik, Entwicklungsreiz für kognitive Mechanismen und die sensorischen Systeme),
- dem Einfluss affektiver Lernerfahrungen (endogen und exogen).

Diese Grundpfeiler von Integrationsmechanismen basieren auf engen Wechselwirkungen verschiedener neuronaler Netzwerke. So werden Funktionen von kaudal gelegenen Hirnzentren nicht nach kranial verlagert, sondern durch übergeordnete Hirnabschnitte modifiziert, koordiniert, überlagert oder inhibiert und somit an die weiteren Erfordernisse der Kindesentwicklung angepasst. Nicht mehr benötigte Verhaltensweisen gehen verloren, neue Verhaltensweisen werden u. a. als willkürliche sensomotorische Programme engrammiert und durch Üben zunehmend in komplexe, z. T. unwillkürliche Leistungen überführt.

Das sich parallel zunehmend differenzierende System der affektiven Bewertung von (re-)afferenten sensorischen Schlüsselreizen und motorischen Funktionen spielt dabei eine wichtige Rolle. Solche Lernergebnisse sind weitgehend ergebnisoffen, abhängig von zahlreichen epigenetischen Faktoren und wenig genetisch determiniert. Demzufolge kann es eine ideale Motorik des Säuglings und Kindes nicht geben. Konsequenterweise wurde das seit Jahrzehnten etablierte „Meilenstein-Konzept" als Suchprinzip für die Entwicklungsbeurteilung verlassen und durch das Grenzstein-Konzept ersetzt [Michaelis und Niemann 2010]. Dies bedeutet jedoch nicht, dass ein abweichendes, individuelles Entwicklungsmuster eines Kindes immer physiologisch ist.

MERKE

Eine „ideale" sensomotorische Kindesentwicklung kann es nicht geben.

6

HINTERGRUNDINFORMATIONEN

Der Zingularkortex im Frontallappen des Gehirns scheint bei Integrationsmechanismen eine besondere Rolle zu spielen [Herschkowitz 2003 und 2008, Paus 2001]. Er befindet sich am Übergang von Thalamus, Hirnstamm, limbischem System und Hirnrinde. Seine Aufgabe ist die Integration von Antrieb (Thalamus, Hirnstamm), Emotion, Motivation, Belohnung und Temperament (limbisches System), motorischer Kontrolle (motorische Hirnrinde) und Kognition (präfrontale Hirnrinde). Die hier entstehenden Beziehungen werden u. a. in der Bobath-Therapie genutzt.

Beeinflusst werden solche Entwicklungsetappen einerseits durch eine individuelle genetische Ausstattung und die jeweilige Förderung, andererseits durch Mechanismen der Kompensation und der Adaptation, also wiederum der jeweiligen Lernerfahrung.

6

Kompensation ist als eine physiologische Maßnahme des Organismus zu verstehen, um auf innere, körpereigene Störfaktoren zu reagieren. Die notwendigen Umbaumaßnahmen in Bezug auf Strukturen, Programme, Funktionen und Verhalten schränken zwar die Handlungsfähigkeit des biologischen Gesamtsystems ein, sie dienen jedoch der Optimierung von Teilsystemen und der Funktionsfähigkeit des Gesamtsystems vor dem Hintergrund der individuell bestehenden Ausgangslage. Ein Beispiel ist das überdurchschnittlich gut entwickelte Gehör Blinder, wobei inadäquate Geräuschintensitäten weniger gut adaptiert werden können. Durch Schwellenerniedrigung neuronaler Netzwerke können so akustische Informationen diskriminiert werden, die für das ungeschulte Gehör nicht oder kaum wahrnehmbar sind.

Adaptation hingegen ist die Anpassung des Organismus an exogene Reize bzw. Umweltveränderungen, nicht nur der Natur, sondern auch auf soziokulturellem Gebiet. Betroffen davon sind u. a. das sensomotorische System sowie das kognitive und sozio-emotionale Verhalten. Glatte Fliesen oder Laminatböden ermöglichen z. B. dem älteren Säugling und dem jungen Kleinkind eine ziemlich flinke Fortbewegung durch Kriechen und Rutschen, Krabbeln erlernen sie jedoch dabei nicht. Manche Kinder kommen erst „auf dem stumpfen Teppich der Großeltern" in ein Krabbelstadium, andere überspringen diese alternierenden Trainingsmuster.

Hingegen zeigen Kinder mit funktionell rezeptiven Wahrnehmungsstörungen wechselnd ausgeprägte Verhaltensauffälligkeiten, die als Kompensationsmechanismen auf dysfunktionelle Afferenzen aufzufassen sind. Sie erscheinen vor dem Hintergrund soziokultureller und pädagogischer Gegebenheiten, individueller Ausgangslagen sowie Erlebnissen. Ein Beispiel ist die Testung der sensomotorisch-affektiven Reaktion auf plötzliche Lageänderungen. So sollten einfache Provokationen auf der Liege derart sensorisch und affektiv verarbeitet werden, dass unbedeutende – also ungefährliche – Destabilisierungen erkannt werden und überschießende motorische Gegenmaßnahmen unterbleiben (➤ Abb. 6.1, ➤ Film 33, s. a. ➤ Abb. 3.43, ➤ Film 26).

Gleichgewichtsstörungen und Schwierigkeiten bei der sensomotorischen Anpassung an wechselnde Raumlagen gehören zu den häufigen Ursachen von Entwicklungsverzögerungen bei Kindern. Eine Folge ist die Unsicherheit des Kindes, die bis zur Panik reichen kann. Die entsprechenden sensorisch-affektiven Erfahrungen haben sich oft schon derart etabliert und verknüpft, dass die Kinder ihre Situation überspielen. Die neurologische Untersuchung weist dabei keine pathologischen Befunde auf, die visuellen und auditiven sowie kognitiven Leistungen sind in der Regel im Normbereich (➤ Abb. 6.2, ➤ Film 34 und ➤ Abb. 6.3, ➤ Film 35).

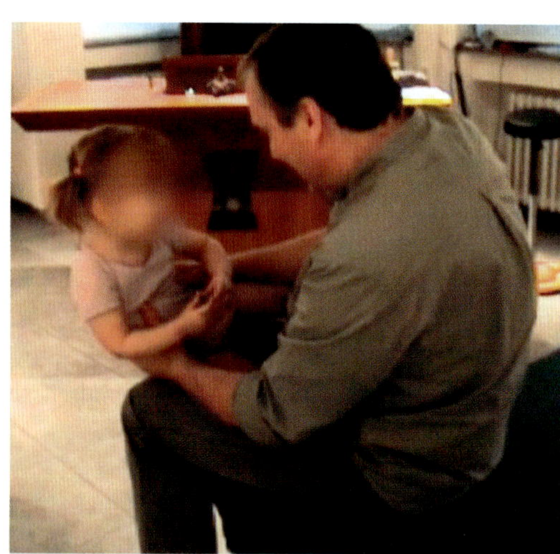

Abb. 6.1 Physiologische Haltungsanpassung bei Lageprovokation im Liegen ohne negative affektive Begleitreaktion, 2 Jahre altes Mädchen, ➤ Film 33.

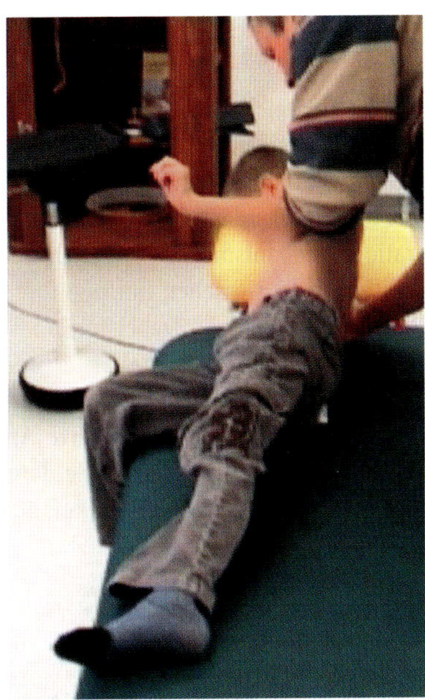

Abb. 6.2 Halte- und Lageunsicherheit mit überschießenden, globalen statokinetischen Reaktionen auf Lageprovokation, 8 Jahre alter, neurologisch gesunder Junge mit Kopfgelenkblockierung, ➤ Film 34.

Solche Raum-Lage-Unsicherheiten sind nicht immer leicht zu erkennen. Sie führen jedoch zu Irritationen des Kindes mit entsprechenden Verhaltensauffälligkeiten im affektiven Bereich (Vermeidungsstrategien), gepaart mit motorischen Reaktionen wie sie bei frühkindlichen Verhaltensphänomenen in Bezug auf die Lagesicherung zu beobachten sind (➤ Abb. 6.3, ➤ Film 35, ➤ Abb. 3.23, ➤ Film 15).

HINTERGRUND-INFORMATIONEN

Die hier videodokumentierten statokinetischen Lagesicherungsphänomene sind keine Ausnahmeerscheinungen, sondern eher Regelbefunde bei entsprechend auffälligen Kindern. Sie lassen sich bei kindgerechten Untersuchungen reproduzieren und sind leicht in der Praxis nachprüfbar.

Vergleichbare statokinetische, globale Reaktionen sind physiologischerweise selbst bei jüngeren Kindern auf derartige Lageprovokationen nicht zu erwarten (➤ Abb. 6.4, ➤ Film 36, s. a. ➤ Abb. 3.43, ➤ Film 26, ➤ Abb. 6.1, ➤ Film 33). Ihre Muster sind stereotyp. Dabei teilen sich Spannungsänderungen der Lenden-Becken-Hüftregion via autochthoner tiefer Rückenmuskulatur der Zervikalregion oder auf direktem neuronalen Weg dem ZNS mit. Sie können kognitiv unterdrückt oder reflektorisch beantwortet werden.

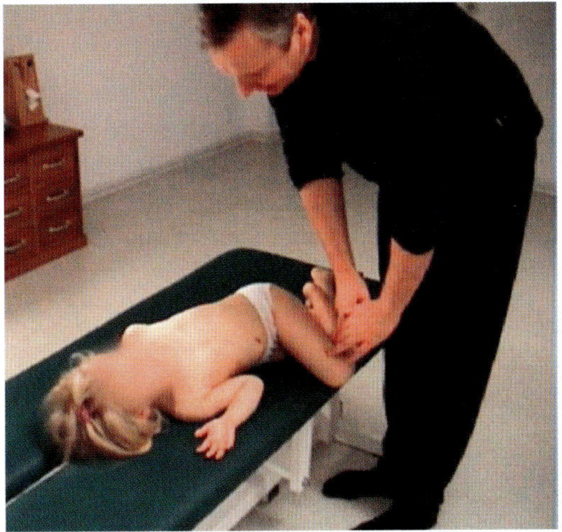

Abb. 6.3 Stereotyp gekoppelte, statokinetische Beugereaktion des rechten Arms, ausgelöst über das Becken, 4 Jahre altes Mädchen mit Kopfgelenkdysfunktion, ➤ Film 35.

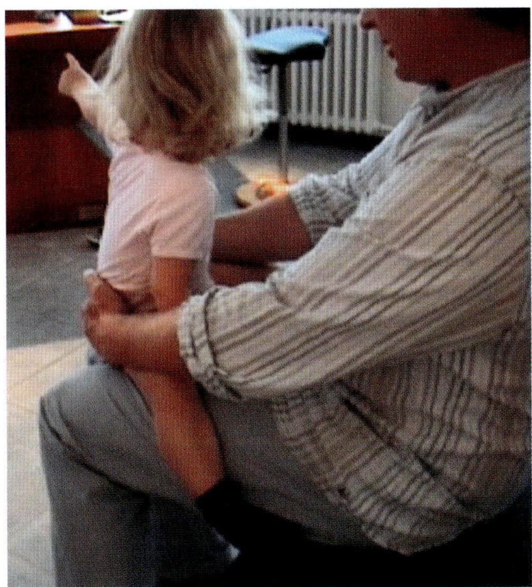

Abb. 6.4 Angepasste Halte- und Lagesicherung bei Provokation; 2 Jahre altes Kind, ➤ Film 36.

6

6.2.1 Die sensorische Informationserarbeitung

Sie ist eine komplexe Leistung von peripheren und zentral gelegenen Rezeptionsgebieten. Durch Mechanismen der neuronalen Konvergenz werden afferente Informationen zusammengeführt und zentral im Integratorsystem (➤ Kap. 6.1) weiterverarbeitet.

HINTERGRUND-INFORMATIONEN

Dabei ist anzumerken, dass afferente Informationen in der Regel schon am Ort ihrer Entstehung, ggf. spätestens auf der Rückenmarksebene, einer vorläufigen Verrechnung unterliegen und hier schon eine erste Beantwortung erfahren. Einfachstes Beispiel sind propriozeptive Informationen. Sie werden sowohl durch Muskeleigenreflexe auf Rückenmarksebene als auch durch Fremdreflexe nach zentralnervöser Verarbeitung efferent verschaltet. Beide konkurrieren um die Vorherrschaft am unteren Motoneuron [Henatsch 1976].

Die zentralnervöse Konvergenz sensorischer Informationen führt nicht nur zu ihrer Verrechnung, sondern auch zu ihrem Abgleich. Bei Abweichungen resultiert eine Anpassung, beispielsweise bei der Halte- und Stellsteuerung mit neuer Ausgangslage. Parallel dazu wird das affektive und kognitive System über die Diskrepanz informiert und somit entschieden, ob das bestehende motorische Antwortprogramm weiterlaufen soll oder verändert werden muss [Gschwend 2000]. Sind jedoch schnelle motorische Reaktionen zur Sicherung des Organismus vonnöten, greift das ZNS auf vorhandene, ggf. überarbeitete und engrammierte reflektorisch-reaktive Programme zurück. Diese Programme können von typischen affektiven und motorischen Reaktionen begleitet sein bzw. werden unter Einbeziehung von Neuronenverbänden des limbischen Systems ausgelöst [Vanderwolf et al. 1973].

MERKE

Die sensorische Informationserarbeitung hat Auswirkungen auf die zentralnervöse Verrechnung und ihre motorische, affektive sowie vegetative Beantwortung.

Eine Vielzahl angeborener Fremdreflexe dient der Lage-, Halte-, Stell- und Bewegungssteuerung sowie deren Sicherung. Sie sind somit in besonderem Maße von propriozeptiven Informationen abhängig. Ähnliches gilt aber auch für die polysensorisch verschalteten Stressreflexe und Reaktionen. Entsprechende Auffälligkeiten lassen sich daher am darauf aufbauenden System der nichtintentionellen Motorik und an den affektiven Begleitreaktionen erkennen. Lage- und Halteprovokationen gehen so noch mit vermehrtem Festhalten und Unsicherheit einher.

Integrationsmechanismen sind jedoch auch von der Quantität der sensorischen Informationsversorgung (Reizstärke) abhängig. Dabei spielen – neben der individuellen Veranlagung – Unterversorgungen (fehlendes Training) ebenso eine Rolle wie Überforderungen. Beispiele sind massive Afferenzeinströme in Ausnahmesituationen wie dem freien Fall oder auch Formen von Krampfanfällen (z. B. durch visuelle Irritation in der Diskothek).

6.2.2 Auswirkungen von dysfunktionellen Afferenzen auf die Informationsverarbeitung – die Schwellenveränderung

Eine sich widersprechende, nicht aufeinander abgestimmte Informationsversorgung des ZNS kann gravierende Auswirkungen auf die Gesamtregulation des Organismus haben.

HINTERGRUND-INFORMATIONEN

Dieser Effekt wird als Extrembeispiel im „Rundkino" auf Jahrmärkten durch zwar physiologische, aber bewusst different gehaltene Informationen des visuellen Systems sowie der labyrinthären, auditiven und propriozeptiven Sensorik ausgenutzt. Dabei wird dem Organismus „vorgegaukelt" er sitze beispielsweise in einem Helikopter und durchfliege ein Tal mit Bergketten (visuelles und auditives System). Alles um den Zuschauer herum bewegt sich, der Rundumblick auf der 180°-Leinwand ist perfekt und wird von dem Dröhnen des Hubschraubers untermalt. Allerdings liefern propriozeptive und labyrinthäre Wahrnehmungen gänzlich andere Informationen, nämlich statische. Der Abgleich der verschiedenen Wahrnehmungssysteme führt nun zu einem Verwirrspiel, vergleichbar mit einer dysfunktionellen Afferenzverarbeitung. Das physiologisch arbeitende ZNS wird zu einer Antwort gezwungen, die den Organismus destabilisiert. Selbst kognitive Prozesse (man weiß ja, dass man sich in einem Kino befindet) können kaum helfend eingreifen. Folgen sind insbesondere funktionell vegetative (Integrations-)Störungen bis hin zu Desorientierung, Übelkeit und Schwindel.

Im Falle von langfristig bestehenden dysfunktionellen Afferenzen – also sich widersprechenden Wahrnehmungen oder Wahrnehmungsstörungen – erfolgt im Zuge der Kindesentwicklung eine physiologische Anpassung anderer sensorischer Bereiche durch Schwellenveränderung mit Sensibilisierung oder Desensibilisierung in Bezug auf entsprechende Schlüsselreize. Für Störungen des propriozeptiven Systems sind dies vor allem Schwellenwerte der taktilen und labyrinthären Wahrnehmung, aber auch der Propriozeption selbst. Solche Anpassungen sensorischer Subsysteme sind im Rahmen der Kompensation als dann physiologische Mechanismen anzusehen. Sie erlauben das Überleben auch bei suboptimaler Funktionsbereitschaft des Gesamtsystems und warnen vor bzw. ignorieren frühzeitig (subjektive) Gefahrensituationen.

So resultiert bei **Schwellenerhöhung** (verstärkte Inhibition) eine herabgesetzte Empfindlichkeit für taktile, propriozeptive und labyrinthäre Reize. Diese Kinder entziehen sich oft den täglichen Kuschel- und Streicheleinheiten, mögen verstärkt eng anliegende Kleidung und fest zugebundene Schuhe, können kaum still sitzen und sind erst zufrieden, wenn sie nass geschwitzt vom Spielplatz kommen. Gelegentlich erscheinen sie grob im Umgang mit anderen Kindern. Sie bevorzugen deutliche Reize, z. B. bei Festhaltespielen, und gelten oft als sehr aktiv. Der Muskeltonus ist oft – aber nicht immer – erhöht. Die Kraftdosierung, wie beim Hampelmannsprung, ist herabgesetzt, es klatscht und schallt nur so durch den Raum. Die sensorische Weiterentwicklung wird durch die bestehende motorische Störung erschwert. Gleichgewichtsunsicherheiten sind durch die Bewegungsfreude meist ausreichend kompensiert, vestibuläre Reize werden im Gegenteil meist vermehrt eingefordert (kombinierte Schwellenerhöhung für labyrinthäre Afferenzen). Diese Kinder haben gelegentlich Schwierigkeiten, Gefahren abzuschätzen oder neigen zur Selbstüberschätzung. Dabei macht die relative Unempfindlichkeit gegenüber exogenen Irritationen im Hinblick auf die zunehmende Reizüberflutung im Alltag durchaus Sinn. Differenzialdiagnostisch kommt die Entwicklung einer Bindungsstörung (➤ Kap. 5.5) in Betracht.

Im Kleinkindalter beobachteten die Eltern eventuell vermehrtes Haareraufen oder Kopfschlagen. Selbst grobmotorische Auffälligkeiten sind auf den ersten Blick kaum zu erkennen, schließlich stehen viele Übungseinheiten auf dem täglichen Stunden- bzw. Freizeitplan. Überprüft man die motorischen Fertigkeiten jedoch mit langsam ausgeführten Übungen (oder die koordinativen Leistungen), so ist man überrascht, dass entsprechende Defizite bestehen und die Kinder ihr Potenzial nicht ausschöpfen können.

Eine **Schwellenerniedrigung**, also erhöhte Empfindlichkeit für taktile, propriozeptive und labyrinthäre oder auditive Reize hingegen ist Folge einer Sensibilisierung mit verminderter Inhibition entsprechender Schlüsselreize. Solche Kinder bevorzugen weite Kleidung, mögen Streichel- und Kuscheleinheiten, sind eher sensibel und vorsichtig. Einige sind besonders geräuschempfindlich. Sie benötigen viel Motivation, um sich mit neuen Situationen auseinanderzusetzen. Im Vordergrund stehen Vermeidungsstrategien und vermehrte Ängstlichkeit. Abends muss ein Licht brennen, Karussell fahren ist nicht „ihr Ding" und es bestehen oft deutlichere motorische Defizite. Sportliche Aktivitäten beschränken sich auf das Nötigste, in „Außenseitersportarten" finden sie später nicht selten Gleichgesinnte („Gleich-ge-Sinnte" – wie treffend!). Andere Freizeitbeschäftigungen dieser Kinder gehen eher in Richtung Briefmarken sammeln, Schach spielen, Angeln oder Aquaristik … Sie mochten es ggf. schon im späten Säuglingsalter nicht, in die Luft geworfen zu werden, saßen nicht gern (oder nur sich krampfhaft festhaltend) auf den väterlichen Schultern, hatten Abneigungen gegen schnelle Lagerungswechsel, begannen spät mit dem Klettern, Rutschen etc. Es bestehen vermehrt Rückzugstendenzen.

Zeichen einer verminderten Inhibition von taktilen Afferenzen können das Fortbestehen von kutanen Beuge- und Streckreflexen sein. Dabei werden die Verknüpfungen von taktilen Schlüsselreizen mit affektiven Bewertungsarealen und/oder motorischen Effektoren entweder nicht altersgerecht gelöscht oder überarbeitet. Insbesondere das Wiedererscheinen eines Galant-Reflexes im Kindesalter ist eher auf eine erhöhte kutane Sensibilität zurückzuführen, wodurch ein entsprechendes Reiz-Antwort-Verhalten begünstigt wird. Solche taktilen Überempfindlichkeiten gehen häufig auch mit propriozeptiven Schwellenveränderungen einher.

Schwellenveränderungen des propriozeptiven Systems sind kaum untersucht. Denkbar ist, dass erhöhte sowie erniedrigte propriozeptive Reizschwellen Auswirkungen auch auf das Miktionsverhalten eines Kindes haben. Letztlich ist das Miktionstraining auch eine Konditionierung der propriozeptiven Funktionsleistung.

Je nach Veranlagung sind unterschiedliche Schwellenveränderungen für die jeweiligen sensorischen Systeme zu beobachten. Es können also teils Über-, teils Unterempfindlichkeiten im Bereich der Wahrnehmungsqualitäten gefunden werden.

MERKE

Die Empfindlichkeit der Wahrnehmung ist abhängig von sensorischen Schwellenveränderungen, Lernprozessen und Konzentrationsleistungen.

Die Wahrnehmungsempfindlichkeit unterliegt auch Lern- und Aufmerksamkeitsprozessen. Einerseits kann die Sensibilität geschult werden, andererseits erfolgt durch Konzentration auf den Sinnesbereich auch eine Veränderung der Filtration und eine Unterscheidung von Reizen („Ohren spitzen").

6.2.3 Folgen dysfunktioneller Afferenzen für das motorische System

Vermeidungsstrategien bedeuten, was sie bezwecken. Entsprechend auffällige Kinder stecken in einem Teufelskreis. Die Auseinandersetzung mit spielerischen Aufgaben der altersgerechten sensomotorischen Entwicklung wird vermieden, die Überarbeitung nichtintentioneller motorischer Programme durch Lernsysteme der Willkürmotorik verzögert. Dementsprechend schwierig gestaltet sich die Integration neuer sensorischer Erfahrungen. Schaukeln, Klettern, Fahrradfahren oder Balancieren lernt man eben nur durch Schaukeln, Klettern, Fahrradfahren oder Balancieren – und somit durch Üben. Eine Grundvoraussetzung ist jedoch, dass die Kinder zuvor in die Lage versetzt werden, entsprechende Muster aufzubauen.

Das nichtintentionelle motorische System generiert dabei Programme, die auf der Basis angeborener Fremdreflexe in Reaktionen überführt oder neu erlernt werden. Sie lassen sich durch Lernprozesse,

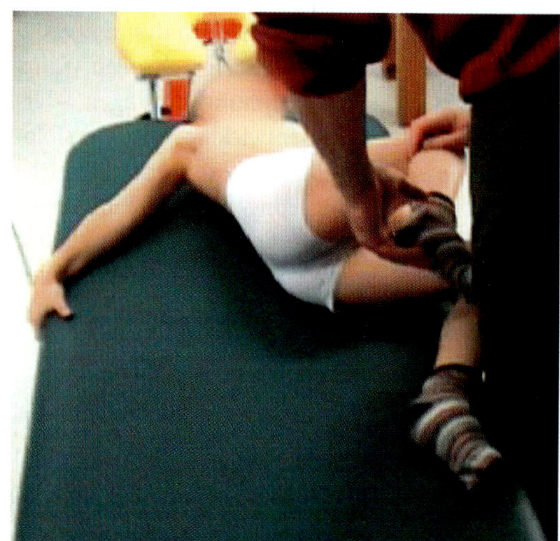

Abb. 6.5 Überschießende stereotype statokinetische Lagesicherung, Grundschulkind mit propriozeptiver Dysfunktion im kzÜ, ➤ Film 37.

insbesondere des intentionellen motorischen Systems, überarbeiten oder neu anlegen (➤ Kap. 3.3.1). Dysfunktionelle Afferenzen lassen eine weitere Überarbeitung dieses Systems jedoch nur bedingt zu, da geplante motorische Aktivitäten nur vereinzelt gelingen oder gar im Rahmen von Vermeidungsstrategien unterbleiben.

Folglich beherrschen **Absicherungsprogramme** die Halte- und Stellsteuerung, die dem Stand der Kindesentwicklung und den damit verbundenen Aufgaben der intentionellen Motorik wenig angepasst sind. Die einsetzenden, weniger optimierten Feedback- und Feedforward-Regulationen können die geplante intentionelle Motorik nicht ausreichend absichern. Es resultieren motorische Antwortmuster, die die willkürlichen Bewegungsmuster derart überlagern, dass die geplante Bewegung erschwert ist, misslingt oder verhindert wird (➤ Abb. 6.5, ➤ Film 37). Davon sind in erster Linie Grob- und Feinmotorik betroffen.

HINTERGRUND-INFORMATIONEN

Dabei ist wichtig zu verstehen, dass die resultierenden Auffälligkeiten der sensomotorisch-affektiven Integration durchaus in Wechselwirkung mit neuen Entwicklungsanreizen stehen, bei denen sich die Kinder sicher fühlen, die den Kindern liegen. So ergibt sich die Chance einer (selektiv bevorzugten) Entwicklung anderer Begabungen.

Gerade motorisch unsichere Kinder lernen durch analytisches und vorausschauendes Denken, situative Konflikte zeitig zu erkennen und ihnen durch Vermeidungsstrategien zu begegnen. Dass dies den Kindern nicht immer gelingt und eine langfristige, auch affektive Prägung einsetzt, muss nicht betont werden.

Auf Provokationsuntersuchungen für die Halte- und Lagesicherung reagieren diese Kinder mit den ihnen zur Verfügung stehenden assoziierten Begleitreaktionen der Extremitäten als Mechanismus der Lage- und Haltesicherung. Dabei handelt es sich um phasische oder tonische Aktivitäten, die in ihrer Dominanz nicht mehr zu erwarten sind. Mit anderen Worten, es erfolgt ein nicht altersentsprechender Rückgriff des sensomotorischen Systems auf – sich aus angeborenen Fremdreflexen entwickelnde – stereotype Reaktionen, da andere lagesichernde Strategien noch nicht ausreichend engrammiert sind. Sie gehen wiederum mit affektiven, (un-)bewussten Bewertungen ihres Einsatzes einher.

Motorische Unsicherheiten resultieren jedoch nicht nur aus den affektiven Begleitumständen. Es ergibt sich eine **funktionell rezeptive motorische Dyspraxie** [s. a. Gschwend 2000] mit Auswirkungen auf das Aufrufen, die Koordination und die Überarbeitung (Erlernen) motorischer Leistungen (> Abb. 6.6).

Darüber hinaus fällt es den Kindern schwer, bereits angelegte – also eingeübte – Muster erneut aufzurufen. Das Üben beginnt jeden Tag von vorn (motorische Dysgnosie).

Das Einbeinhüpfen z. B. wird von einer globalmotorischen Tonussteuerung der Extremitätenmuskulatur begleitet, die verfeinerte und variable Bewegungen kaum zulässt. Der anfänglich physiologische, passagere Einsatz solcher – das Gleichgewicht sichernden – Begleitprogramme kann nicht altersgemäß variiert werden. Die Engrammierung neuer Haltungsmuster zur Absicherung der Bewegung wird somit erschwert (> Abb. 6.7, > Film 38).

MERKE

Die zentralnervöse Überarbeitung der Halte- und Stellsteuerung als absicherndes System der Globalmotorik wird durch dysfunktionelle Afferenzen, aber auch durch mangelndes Training erschwert. Es erfolgt dann ein Rückgriff auf bereits etablierte halte- und lagesichernde Programme des sensomotorischen Systems.

Der Hampelmannsprung kann nur mit Nachdenken und über bewusstes Koordinieren bzw. durch Kon-

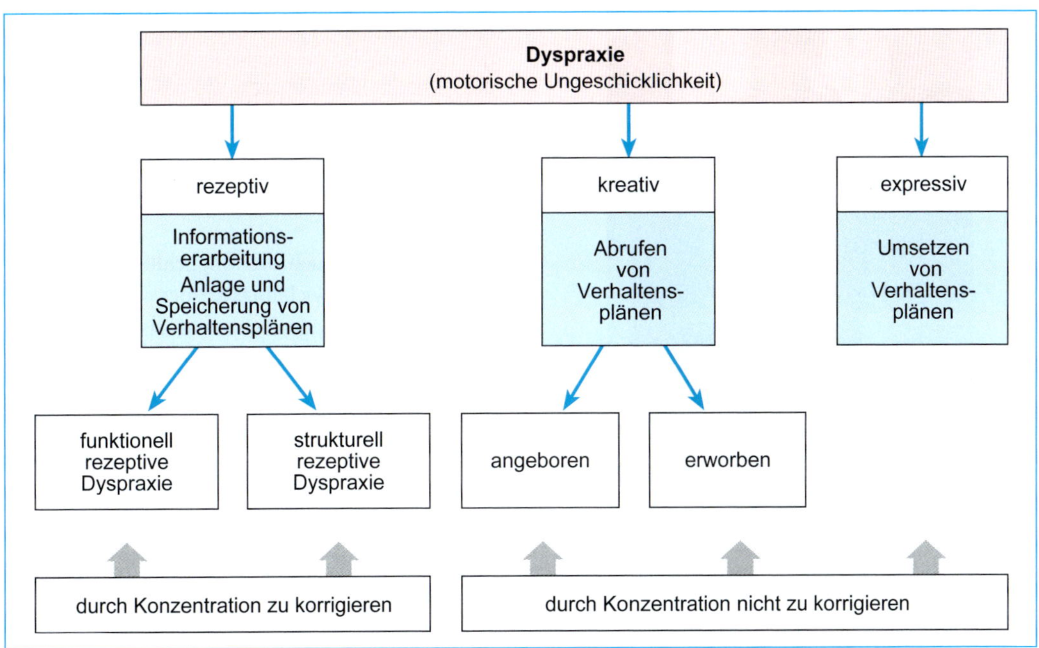

Abb. 6.6 Einteilung der Dyspraxie [in Anlehnung an Gschwend 2000 L106].

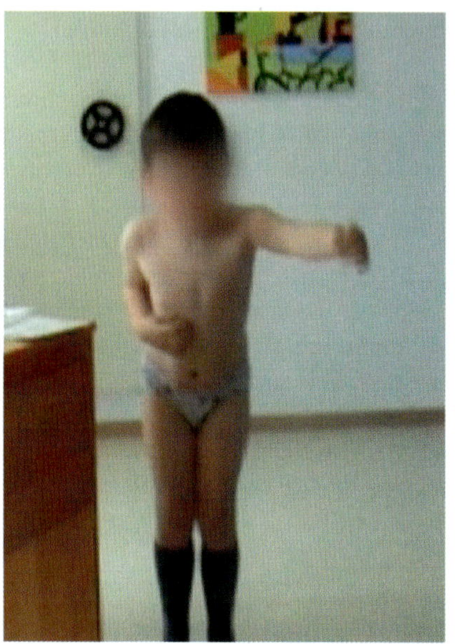

Abb. 6.7 Funktionell rezeptive Dyspraxie: Rückgriff auf globale Steuerung der Extremitäten, die Arme „unterstützen" die Beine beim Einbeinhüpfen links, 5 Jahre alter Junge, ➤ Film 38.

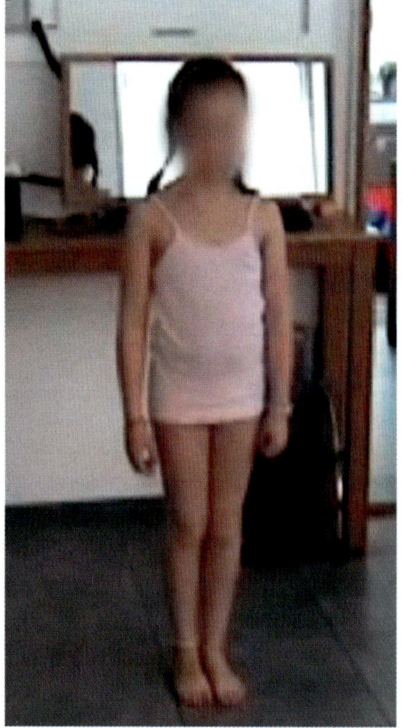

Abb. 6.8 Fehlende Engrammierung der Hampelmannkoordination, motorische Dysgnosie und Dyspraxie, 8 Jahre altes Mädchen [Dr. M. Wuttke], ➤ Film 39.

zentration aufgerufen werden, er wird nicht automatisiert (➤ Abb. 6.8, ➤ Film 39). Die Abspeicherung dieses Bewegungsprogramms ist jedoch nötig, um den Hampelmannsprung zu beherrschen und gleichzeitig ein Lied singen zu können. Häufig sieht man noch Schwierigkeiten bezüglich der Koordination und bei der Entwicklung eines Rhythmusgefühls. Diese Zusammenhänge lassen sich problemlos auf andere Anforderungen des täglichen Lebens übertragen.

Auch feinmotorische Übungen wie das Einschätzen der Aufdrückkraft beim Schreiben sind davon betroffen. Überkreuzbewegungen mit Überschreiten der Mittellinie beim Malen oder Ballfangen stellen noch besondere Herausforderungen dar.

HINTERGRUNDINFORMATIONEN

Am Rande sei erwähnt, dass die häufig zu beobachtende motorische Inaktivität von Kindern ebenso die Schulung sensorischer und nichtintentioneller, aber auch intentioneller motorischer Leistungen behindert. So fällt auf, dass ein Großteil der in den letzten Jahren bei uns vorgestellten Kinder entsprechende koordinative Aufgaben nicht beherrscht. Trotz teils physiologischer Ausgangslage fehlt die Überarbeitung und Neuanlage sensomotorischer Programme und ihres affektiven Erlebens. So wird das Erfahren eigener Grenzen, aber auch individueller Fähigkeiten und Fertigkeiten erschwert. Die Auswirkungen reichen bis hin zur sozialen (In-)Kompetenz des Kindes. Einfache Rhythmusspiele wie das „Marschieren", Musizieren mit Kochtopfdeckeln, Gummitwist oder Geschicklichkeitsspiele (Kreisel und Kreiselpeitsche) geraten zunehmend in Vergessenheit.

Letztlich besteht auch die Möglichkeit, dass durch Reifungs- und Entwicklungsverzögerungen des ZNS die Verrechnung ungestörter sensorischer Informationen im Integratorsystem (➤ Kap. 6.1) beeinflusst wird. Nach unseren Erfahrungen ist dies jedoch seltener der Fall, als die gängige Praxis der undifferenzierten Verordnung, beispielsweise von Ergotherapie (ohne vorherige Diagnostik und Behandlung in den Wahrnehmungsbereichen), vermuten lässt. Solche Kinder weisen meist Minderbegabungen und Einschränkungen der intellektuellen Leistungsfähigkeit auf. Doch selbst hier spielt die subtile Differenzialdiagnostik der sensorischen Informationsbereitstellung eine wichtige Rolle.

6.2.4 Variabilität adäquater motorischer Antwortmuster

Sie unterliegt lebenslangen Lern- und Übungsprozessen. Dabei lassen sich mindestens 3 verschiedene Lernsysteme unterscheiden, die in Wechselwirkung stehen.

Einerseits ermöglichen Spiegelneurone durch **Imitation** eine rasche, z. T. sofortige, Übernahme von visuell oder akustisch erfassten Fremdprogrammen in das eigene Verhaltensrepertoire. So können entsprechende Leistungen auch ohne langes Üben fast perfekt kopiert werden (motorische Vorbilder). Sie sind abhängig von den individuellen, auch kognitiven Fertigkeiten des Kindes. Zum anderen gelingt es auch durch **langsames und bewusstes Üben,** sensomotorische Leistungen zu überarbeiten und zu erhalten. Dabei werden beispielsweise intentionell erarbeitete motorische Programmentwürfe schrittweise in das nichtintentionelle motorische System überführt und somit automatisiert. Dies setzt jedoch ein entsprechendes Training voraus. Aber auch **Ausprobieren** (Selektion) dient der Schulung des sensomotorischen Systems. Dabei werden durch Erfahrung zielführende ökonomische Programme selektiert und zunehmend engrammiert. Geeignet sind hier Kreativspiele oder Bastelspielzeug (Metallbaukasten, Holzbausteine, Puzzle).

MERKE
Üben, Nachahmen und Ausprobieren sind Möglichkeiten zur Erweiterung und Variation sensomotorischer Verhaltenspläne.

Die Erweiterung (und damit auch die Variabilität) motorischer Antwortprogramme ermöglicht über ihren anfangs bewussten Einsatz nicht nur die weitere Vernetzung von neuronalen Strukturen. Sie führt zu Selektionsprozessen konkurrierender Programme und zur Optimierung sensomotorisch-affektiver Verhaltensweisen. Davon sind auch kognitive Prozesse betroffen. Dies hat wiederum die Schulung der sensorischen Subsysteme zur Folge. Die Interaktion von Haltung und Bewegung, u. a. auf der Grundlage von angepassten statokinetischen Reflexen und Reaktionen, ermöglicht dabei die Absicherung des sensomotorischen Bewegungsplans.

6.2.5 Affektive Bewertung von Gleichgewichtsunsicherheiten im Rahmen der dysfunktionellen Afferenz

Sie reicht von interessierter Vorsicht bis hin zur ausgeprägten Ängstlichkeit gegenüber Situationen, die differenzierte Anforderungen an die Lage- und Haltungsstabilität mit sich bringen. Dabei handelt es sich um Leistungen, die in den entsprechenden Altersabschnitten im Regelfall eher Freude als Unbehagen auslösen sollten: Schaukeln, Karussell fahren, Wippen, Klettern, Rutschen etc. Einerseits besteht schon vorausschauend eine Abneigung gegen solche Spiele, andererseits resultieren meist frühzeitig affektiv-motorische Reaktionen, die den Schreckreaktionen entsprechen und Auswirkungen auf die Feedforward- und Feedback-Regulation haben (➤ Abb. 6.9, ➤ Film 40, s. a. gleiches Kind nach Therapie ➤ Abb. 6.14, ➤ Film 44). Trotz exogener Geborgenheitsfaktoren wie dem „An-die-Hand-Nehmen“ durch die Eltern, wird die Unsicherheit kognitiv kaum unterdrückt. Erhöhen sich die Anforderungen an das Kind (wie z. B. im Sportunterricht

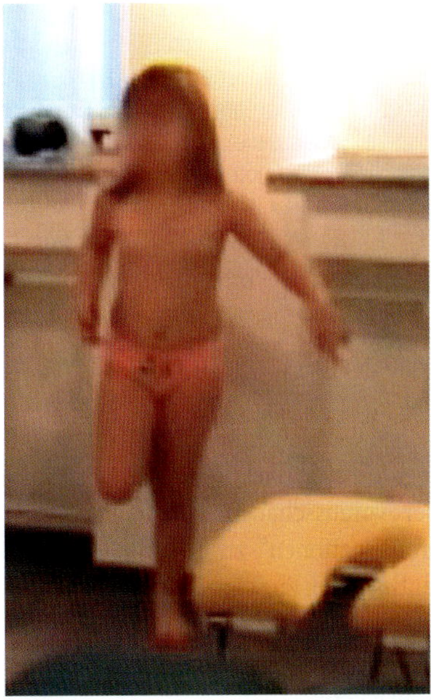

Abb. 6.9 Gleichgewichtsunsicherheit und funktionell rezeptive motorische Dyspraxie mit überschießenden statokinetischen Reaktionen, sensomotorisch unsicheres, knapp 5-jähriges Mädchen mit Funktionsstörungen an beiden Wirbelsäulenpolen ➤ Film 40.

6

oder durch den Ehrgeiz der Bezugspersonen), kann die Situation eskalieren: Es folgen ausgeprägte Vermeidungsstrategien wie Rückzug, „Kaspern" oder Aggressivität. Eine spürbare Verunsicherung der Eltern kann sich ebenfalls auf die Kinder übertragen.

Bestehen derartige Zusammenhänge über längere Zeit, werden entsprechende Vermeidungsstrategien auch auf Situationen und Bereiche übertragen, die keinen Bezug zur Lage-im-Raum-Unsicherheit haben. Es prägen sich übergeordnete Verhaltensweisen und Strategien.

HINTERGRUND-INFORMATIONEN

Nicht selten sind dabei auch die sprachlichen Kompetenzen involviert. Einerseits kann die Orofazialregion selbst von Integrationsverzögerungen angeborener Fremdreflexe betroffen sein. Dabei lassen sich kombinierte, orofaziale Automatismen beobachten. Andererseits unterliegen sensomotorische Leistungen des Spracherwerbs auch dem Einfluss von (dys-)funktionellen Afferenzen der Propriozeption. Motorisch unsichere Kinder weisen erfahrungsgemäß häufiger Auffälligkeiten der Sprachentwicklung auf. Sie übertragen diese affektiv-emotionalen Erfahrungen des motorischen Systems auch auf die verbale Kommunikation. Umgekehrt hemmen die Unsicherheiten im Spracherwerb wiederum die motorische Entfaltung. Kinder mit überdurchschnittlichen Fähigkeiten im sprachlichen Bereich nutzen hingegen ihre Stärken, um motorische Defizite scheinbar auszugleichen. Sie verwickeln insbesondere Erwachsene in Gespräche, die die ursprünglich gestellten motorischen Aufgaben vergessen machen. Im Umgang mit anderen Kindern funktionieren diese Strategien allerdings kaum. Solche Kinder haben meist wenige Freunde und gelten als „neunmalklug".

Rückzugstendenzen können dazu führen, dass sich das Kind – mit viel Phantasie – seine eigene Welt aufbaut und dadurch „unaufmerksam" wirkt. Andere Kinder müssen viel Konzentration aufbringen, um über vorausschauendes, analytisches Denken „Gefahrensituationen" zu erkennen und Pläne für alle Eventualitäten zu schmieden. Die affektive Unsicherheit überträgt sich jedoch nicht nur auf das Verhalten im engeren Sinne, auch die Motorik wird wiederum unsicherer.

MERKE

Gleichgewichtsunsicherheiten beeinflussen direkt und indirekt die jeweilige affektive Verhaltenssituation.

Das affektiv-sensomotorische System ist komplex aufgebaut und wird durch zahlreiche Interaktionen beeinflusst. So spielen neben genetischen Faktoren Umwelteinflüsse eine wichtige Rolle. Hierzu zählen erzieherische Strategien, soziokulturelle Gegebenheiten (Gemeinschaftsleben, Gruppendruck, Religion mit ihren Freiheiten aber auch Zwängen, Schulsysteme und ihre individuelle Umsetzung) sowie die jeweiligen persönlichen Erfahrungen und Erlebnisse und das individuelle Temperament. Insbesondere traumatische Erlebnisse werden sehr unterschiedlich bewertet und können langfristig die affektive Verarbeitung von Schlüsselreizen beeinflussen.

Wie in Teil I betont wurde, sind verschiedene statokinetische Reaktionen nicht nur an Bewegung gebunden, sie können auch durch plötzliche Umweltreize ausgelöst werden (➤ Kap. 3.3.1). Besteht also eine affektive Verunsicherung, so lösen z. B. „banale" Lageprovokationen, aber auch einfache akustische oder visuelle Reize motorische Antworten aus. Der Organismus reagiert überschießend mit Haltungs- und Lagesicherungsprogrammen, die der Situation entweder nicht angepasst sind oder zwar der Situation angepasst sind, aber durch wiederkehrende Auslösung engrammiert werden. Dies kann zu einer „vorausschauenden Schreckhaftigkeit" führen („Dünnhäutigkeit"), oder es ergibt sich eine kompensatorische, auch psychoaffektive „Dickfelligkeit". Mit anderen Worten: Es kommt nicht nur infolge sensorischer Störungen zu einer Anpassung des Organismus, sondern auch infolge der psychosozialen Interaktion mit der Umwelt.

6.2.6 Der Einfluss des affektiven Systems auf Lernprozesse

Auch hier stehen sich zwei verschiedene Systeme gegenüber. Dabei handelt es sich um Effekte des dopaminergen limbischen Belohnungssystems und des Mandelkerngebiets (u. a. als Vermeidungsverhalten). Beide sind von in Interaktion stehenden endogenen und exogenen Einflüssen abhängig.

Bei endogenen Einflüssen (Eigenverhalten) handelt es sich um eine affektive Bewertung einlaufender (re-)afferenter Schlüsselreize. Sie sind ontogenetisch, d. h. auch durch die jeweilige individuelle Entwicklung determiniert. So bestehen unterschiedlich lange Phasen der oralen Selbststimulation mit Beruhigungs- bzw. Belohnungsabsichten.

Jedoch können infolge dysfunktioneller Afferenzen Vermeidungsprogramme unterhalten und geschult werden, z. B. „Lift fahren mag ich nicht“. Affektive Bewertungsmechanismen sind integraler Bestandteil von sensomotorischen Leistungen wie überschießenden statokinetischen Reaktionen.

Exogene Effekte (Bewertung von Fremdverhalten) ergeben sich aus soziokulturellen und pädagogischen Einflüssen wie z. B. Lob, Tadel oder Vorbildern. Sie können sich fördernd oder hemmend auf die jeweiligen Bewertungssysteme auswirken. Darüber hinaus spielen Erfahrungswerte und Erlebnisse eine wichtige Rolle. Gegebenenfalls überfordern ungewohnte – in der Regel drastische – sensorische Informationen das sensomotorisch-affektive System. Dabei kommt es zu Rückgriffen auf alte, z. T. reflektorisch-affektiv verknüpfte Stabilitätsprogramme, die das Überleben sichern. Sie können im Einzelfall zu einer langfristigen Beeinflussung der Verhaltensregulation führen. Ein Beispiel für exogene Einflüsse ist die posttraumatische Belastungsstörung (PTBS), z. B. die damit verbundene Schreckhaftigkeit. Ähnliches gilt für kognitiv zu erfassende Belastungssituationen.

HINTERGRUND-INFORMATIONEN

Im Rahmen eines kürzlich gehaltenen Seminars berichtete mir eine Kollegin über ein für sie drastisches Erlebnis in der Kindheit mit langfristigen Auswirkungen: *„Die Nachtwanderung mit den Eltern sollte eigentlich der Höhepunkt unseres Familienwandertages werden. Die Väter waren schon vorausgegangen, um das Lagerfeuer vorzubereiten. Die Mütter hatten einerseits etwas Mühe, uns Kinder in Sichtweite zu halten und andererseits selbst nicht vom Wege abzukommen. Schließlich war es schon dunkel und mir war etwas gruselig zumute. Plötzlich stürmten hinter Bäumen und Büschen versteckte Gestalten mit lautem Geschrei auf uns zu. Ich zuckte zusammen, die Beine rutschten unter mir weg, ich warf mich instinktiv auf den Boden, lag auf dem Bauch und konnte mich eine Weile nicht rühren. Zwar wurde mir schnell klar, dass sich unsere Väter einen Scherz erlaubten und Erschrecken wohl immer noch „cool" fanden. Seit dieser Zeit sacken mir aber immer wieder bei plötzlichen, bedrohlich erscheinenden Geräuschen die Beine weg und ich bin schon mehrfach deswegen gestürzt“* (➤ Kap. 3.1.2, „Startle-Syndrom").

MERKE

Belohnungs- und Vermeidungsverhalten werden durch endogene und exogene Faktoren moduliert und nachhaltig gespeichert.

Wie sehr sich pädagogische Strategien (beispielsweise der Eltern) auf die Verhaltensbereitschaft des Kindes auswirken und diese modifizieren, ist aus der Praxis gut bekannt. Einerseits wandeln sich beruhigend gemeinte „Ansagen“ der Eltern (insbesondere der Mütter) nicht selten ins Gegenteil, z. B. „nicht weinen, nicht weinen“ oder „alles gut, alles ist gut“ … Die Kinder durchschauen dabei oft recht schnell die Bemühungen der Eltern und werden „vorausschauend hellhörig“. Die Ängstlichkeit der Eltern überträgt sich auf die kleinen Schützlinge, die mit der Zeit empfindliche Antennen für ihre Bezugspersonen aufbauen. Auch überzogene Rückversicherungsstrategien können zur weiteren Verunsicherung (auch eines größeren Kindes) beitragen: „Hast du wirklich abgeschlossen? Bist du dir sicher, abgeschlossen zu haben, bist du dir wirklich sicher?“ Doch auch das Gegenteil kann der Fall sein. So manches Kind distanziert sich bewusst von den Ängsten der Eltern und es kommt ein „Weiß ich doch selbst, hab' ich doch gemacht!“.

Motivation und Verunsicherung, Selbstvertrauen und Versagensängste haben nicht nur Einfluss auf die Fähigkeit, Aufgaben zu lösen, sie stehen auch in enger Wechselwirkung mit Lernprozessen. Sie können die Lernbereitschaft fördern oder lähmen.

6.3 Diagnostik

Vordergründiges Ziel ist die Überprüfung des altersgerecht entwickelten nichtintentionellen motorischen Systems unter Berücksichtigung eventueller Vermeidungsstrategien. Zwar spielt hier auch die Kontrolle bewusster motorischer Leistungen eine Rolle, wichtiger ist jedoch, ob die Halte- und Stellsteuerung überhaupt in der Lage ist, diese abzusichern. Dabei ist die unangepasste Absicherung der intentionellen Motorik mit Rückgriff auf stereotype Verhaltensprogramme der frühen Kindheit nicht pathologisch, sondern als Hilfs- und Ersatzmuster anzusehen. Sie sollten als Signal eines weniger optimierten affektiv-sensomotorischen Systems aufgefasst werden.

Provokationsuntersuchungen erlauben, ähnlich wie die Lagereaktionen nach Vojta bei Säuglingen, lediglich Rückschlüsse auf die globale Reaktionsbereitschaft der Testperson. Sich ergebende Abweichungen von Normbefunden sollten daher nicht überinterpretiert, sondern im Kontext der individuellen Entwicklung analysiert werden.

Erfahrene Untersucher können im Rahmen der Funktionsprüfung des nichtintentionellen motorischen Systems unter Einbeziehung der Halte- und Stellsteuerung Hinweise auf die Verhaltensregulation in Bezug auf sensomotorisch-affektive Integrationsstörungen erhalten. Dies macht die Durchführung von differenzierten Provokationsuntersuchungen oft entbehrlich.

MERKE

Man benötigt zur Diagnostik des sensomotorisch-affektiven Systems nicht unbedingt standardisierte Testverfahren.

So erlaubt die Analyse affektiver Verhaltensweisen im häuslichen Alltag, im Umgang mit anderen Kindern, bei der Lösung von Konfliktsituationen, aber auch im Rahmen der Untersuchung (unter Berücksichtigung der jeweiligen Situation) erste Rückschlüsse. Sind entsprechende Strategien auch mit Unsicherheiten der Halte- und Stellsteuerung verknüpft oder bei der Auslösung von altersentsprechend beherrschbaren Provokationsuntersuchungen der Lagesicherung im Raum erkennbar, ergibt sich die Notwendigkeit einer vertieften Diagnostik.

Einfaches Beispiel ist das Verhalten 2- bis 4-Jähriger bei „Hoppe-Reiter-Spielen". Dabei ist auf wenig angepasste statokinetische Reaktionen zu achten, die dann – vorausschauend – zu ängstlichem Festhalten führen. Fremdeln würde in diesem Alter zwar auch mit affektiven Vermeidungsstrategien einhergehen, dies jedoch mit angepassten, ggf. geschickten Ausweichbewegungen.

Reste von Höhenängstlichkeit und instabiler Lagesicherung zeigen sich unter Umständen beim Erklimmen der Untersuchungsliege. So nehmen diese 4- bzw. 5-jährigen Kinder – entgegen der verstandenen Aufforderung – zuerst eine Bauchlageposition ein, um sich dann – mehrfach festhaltend – in die Rückenlage zu drehen. Die Bauchlage ermöglicht dabei eine bessere sensorische Lagestabilität (➤ Abb. 6.10, ➤ Film 41). Ähnliche Wechselwirkungen wurden eingangs bezüglich der sensorischen Interaktionen bei der Moro-Reaktion (➤ Kap. 3.3.1) beschrieben.

Die Verwringung der Wirbelsäule führt zu einem propriozeptiven und taktilen Afferenzmuster, das selbst von Kleinkindern ohne weitere Lagesicherungsphänomene toleriert wird. Hierbei eingeleitete statokinetische Reaktionen sind oft Hinweise auf entsprechende Unsicherheiten bei der unwillkürlichen Haltesicherung (➤ Abb. 6.11, ➤ Film 42).

Das Aufrufen von stereotypen globalen Tonusmustern der Extremitätenmuskulatur bei Komplexbewegungen wie dem Einbeinhüpfen sollte im Alter von vier Jahren noch als passagerer Rückgriff auf verlängert bestehende Assistenzprogramme des nichtintentionellen motorischen Systems im Sinne der Gleichgewichtsstabilisierung gewertet werden (➤ Abb. 6.12, ➤ Film 43, s. a. ➤ Abb. 6.3, ➤ Film 35 und ➤ Abb. 6.5, ➤ Film 37).

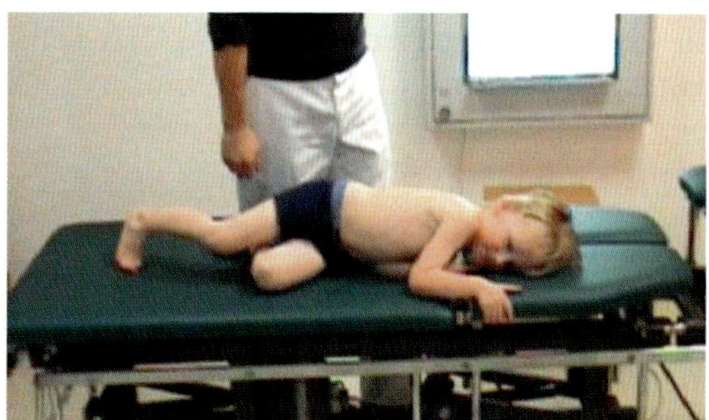

Abb. 6.10 Lage- und Haltungsunsicherheit mit Einnahme der Rückenlage über eine Bauchlage, überschießende statokinetische Reaktionen, knapp 4-jähriger Junge [Dr. M. Wuttke], ➤ Film 41.

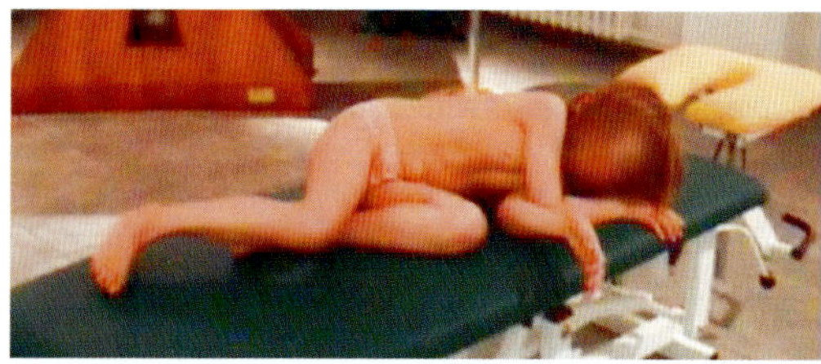

Abb. 6.11 Lageunsicherheit mit Einnahme der Rückenlage über eine Bauchlage, Feedforward-Regulationen zur Lagesicherung; 5 Jahre altes Mädchen, ➤ Film 42.

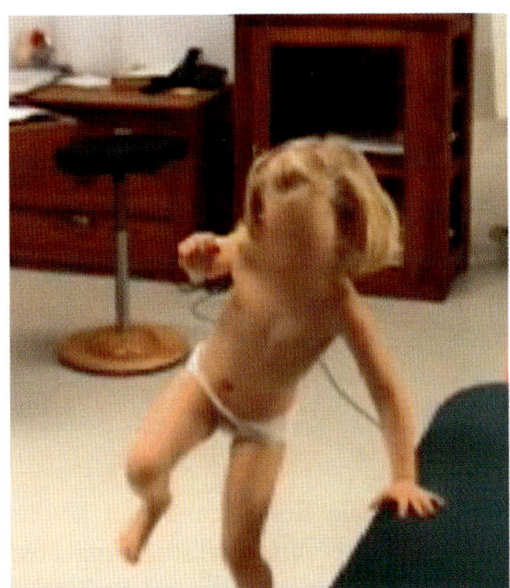

Abb. 6.12 Globale Tonusregulation der Extremitäten beim Einbeinhüpfen als Hilfsmuster der Bewegungsbahnung, 4 Jahr altes Mädchen ➤ Film 43.

Kann das ältere Kind später diese anfänglichen Hilfsmuster nicht überwinden bzw. grundlegend überarbeiten, erscheinen die darauf aufbauenden sensomotorischen Programme weniger flexibel.

MERKE

Die Diagnostik der Raum-Lage-Beziehung ist eine einfach durchzuführende, wenig aufwendige Komplexuntersuchung. Sie ermöglicht Rückschlüsse auf die sensomotorisch-affektive Verhaltensregulation.

Die Untersuchung der sensomotorischen Leistungen im Vorschul- und Schulalter gestaltet sich meist leichter, da die kognitive Erreichbarkeit der Kinder oft besser ist und das sensomotorisch-affektive System dann schon eine deutliche Dynamik erfährt. So nimmt die physiologische Varianz der Entwicklung ab. Das Einbeinhüpfen sollte nun ohne stereotype assoziierte Begleitbewegungen der Arme oder der Orofazialregion gelingen, der Hampelmannsprung koordiniert werden, die Haus-Baum-Mensch-Zeichnung altersgerechte Strukturen beinhalten, die Sprache über einen angemessenen Wortschatz verfügen und verständlich sowie grammatikalisch richtig sein.

Dennoch sei betont, dass das Auffinden von abweichenden Einzelbefunden nichts über ihren Stellenwert für das Gesamtsystem aussagt. Erst durch Zusammenführung von Anamnese, klinischem Befund und individueller Wertung kann entschieden werden, ob eine vertiefte Diagnostik und Therapie erfolgen sollte.

Die Beurteilung der sensorischen Informationserarbeitung erfolgt im Rahmen der kinderärztlichen oder ergotherapeutischen bzw. motopädischen Untersuchung. Dabei findet man evtl. Auffälligkeiten des visuellen, auditiven oder kinästhetischen Systems, die einer weiteren fachärztlichen Diagnostik bedürfen (➤ Kap. 6.4, Therapie). Kinästhetische Wahrnehmungsstörungen sind dabei meist auf dysfunktionelle Afferenzen des propriozeptiven Systems zurückzuführen und benötigen eine funktionell-orthopädische Diagnostik und ggf. Therapie.

6.3.1 Schwellenveränderungen des sensorischen Systems

Die neuropädiatrische Untersuchung offenbart in der Regel zentrale Integrationsstörungen im Rahmen klassischer neurologischer Syndrome mit entsprechenden Therapiestrategien.

Hingegen häufiger und nicht minder schwierig ist die Erfassung von kompensatorischen Schwellenveränderungen neuronaler Netzwerke als Reaktion auf dysfunktionelle Afferenzen. So liefert die gezielte Anamnese erste Hinweise auf (De-)Sensibilisierungen.

Für die Untersuchung der taktilen Informationsverarbeitung bietet sich die Prüfung der Intensität kutaner Fremdreflexe an. Darüber hinaus signalisiert eine vermehrte „Kitzeligkeit“ eine gesteigerte Empfindlichkeit.

Die Kontrolle der labyrinthären Erregbarkeit sollte in den 3 Dimensionen des Raums erfolgen. Zu denken ist an die frontalen und sagittalen Labyrinth-Stellreaktionen mit Anpassung der Halte- und Stellsteuerung des Rumpfs, des Kopfs und der Extremitäten. Für die rotatorische Komponente ist ein Drehstuhl und für das Liftgefühl eine höhenverstellbare Liege hilfreich. Die Verarbeitung von kinästhetischen Informationen bei Beschleunigungsbewegungen lässt sich mithilfe eines Rollbretts einschätzen. Sie gehen im Falle einer erhöhten Empfindlichkeit mit negativen affektiv-emotionalen und ggf. unangepassten motorischen Sensationen einher. Schwellenerhöhungen sind hingegen kaum von physiologischen Reaktionen zu unterscheiden. Betroffene Kinder „werfen sich“ förmlich in angebotene Reize.

Die Verarbeitung von propriozeptiven Afferenzen kann u. a. durch Einschätzung der Kraftdosierung oder verschiedene Geschicklichkeitsspiele u. a. m. erfolgen.

6.3.2 Teilleistungsstörungen

Für die Überprüfung von sensomotorischen Teilleistungen wurden zahlreiche Tests entwickelt, die z. T. standardisiert sind. In der Praxis hat sich bewährt, auf schnell durchführbare und für den Untersucher einfach zu interpretierende Untersuchungen zurückzugreifen, die von der Mehrzahl der Kinder im jeweiligen Alter gern und ohne Auffälligkeiten absolviert werden. Auch hier wird jeder Untersucher sein Schema an die individuelle Situation des Kindes anpassen. Bisher unbekannte motorische Aufgaben benötigen mangels Training meist mehr Zeit und Geduld. Leistungsdefizite der intentionellen Motorik können Ausdruck der mangelnden Absicherung des Globalsystems sein oder rezeptive Störungen des propriozeptiven Systems signalisieren.

6.3.3 Aspekte der affektiven Verhaltenssteuerung

Sie ergeben sich aus der Anamnese sowie im Rahmen der klinischen Untersuchung. Wichtig ist dabei, auf die Verarbeitung traumatischer Erfahrungen und Erlebnisse zu achten. Hilfreich sind ggf. selbst gemalte Bilder, Schilderungen durch das Kind etc. Liegen posttraumatische Belastungsfaktoren vor, so ist ggf. eine psychotherapeutische Intervention ratsam. Weiterhin müssen Wechselwirkungen einer medikamentösen Therapie (z. B. Antikonvulsiva/Psychostimulanzien) oder intrafamiliäre Besonderheiten (Trennung der Eltern, Einfluss des affektiven Verhaltens von Eltern und Geschwistern usw.) bedacht werden. Die Berücksichtigung der Schlaf-, Ernährungs- und Kopfschmerzanamnese gehört ebenso selbstverständlich dazu. Das Spektrum lässt sich je nach Besonderheit und Temperament des Kindes erweitern.

Standardisierte Fragebögen wie die Conners-Skala [s. Speer und Gahr 2009] ermöglichen eine Kontrolle des Behandlungsfortschritts. Sie offenbart aber auch – von beiden Eltern getrennt erfasst – intrafamiliäre Besonderheiten.

HINTERGRUND-INFORMATIONEN

Die Conners-Skala ist ursprünglich als Einschätzungsindex für hyperaktive Kinder konzipiert worden. Aus einem umfangreichen Fragenkatalog wurden 10 Fragen zum Verhalten des Kindes ausgewählt, die in 4 Kategorien („0 = gar nicht" bis „3 = sehr stark") beantwortet werden können.

Affektiv-emotionale Begleitreaktionen können im Rahmen der Halte- und Stellsteuerung ausgelöst werden. Wie erwähnt, bestehen solche Zusammenhänge auch unter physiologischen Bedingungen. Daher ist die Reizintensität bei Provokationsuntersuchungen so zu wählen, dass im Normalfall derartige Sensationen nicht zu erwarten sind.

Auf eine ärztliche Diagnostik sollte, schon wegen der notwendigen differenzialdiagnostischen Abklärung, nicht verzichtet werden. So können vorliegende Verhaltensauffälligkeiten und rezeptive Wahrnehmungsstörungen Erstsymptome unterschiedlichster Erkrankungen wie Stoffwechselstörungen, neurologischer und psychiatrischer Syndrome, Ausdruck von (kombinierten) Fehlbildungen u. v. a. m. sein, die einer differenzierten Therapie oder Förderung zuzuführen sind. Dies gilt auch und insbesondere für funktionell-orthopädische Erkrankungen.

HINTERGRUND-INFORMATIONEN

Beispielsweise sind Hüfterkrankungen sowie Dysplasien der Wirbelsäule oft klinisch nicht zu erkennen. Sie besitzen jedoch wegen daraus resultierender reflektorisch-funktioneller Anpassungen des Bewegungsapparates eine hohe Relevanz und sind nur durch spezialisierte Untersuchungsmethoden zu diagnostizieren.

Wie bereits erwähnt, können sich erlernte negative affektive Verhaltenslagen – nicht zuletzt infolge unangepasster pädagogischer Strategien – auch auf die gesamtregulatorischen Funktionen (Sensibilisierung, motorische Verunsicherung etc.) auswirken. Die ärztlich-pädagogische Differenzialdiagnostik spielt hier eine besondere Rolle und hat Auswirkungen auf das Beratungsgespräch mit den Eltern.

6.4 Therapie

Grundlage des therapeutischen Konzepts ist die **Optimierung der Afferenzversorgung des ZNS** vor der Überarbeitung des nichtintentionellen motorischen Systems unter Berücksichtigung der affektiv-emotionalen Verhaltensregulation. Die Informationsverarbeitung und die Beantwortung hängt also in ganz besonderem Maße von den zur Verfügung stehenden Informationen ab, aber auch von Erfahrungen und Lernprozessen.

MERKE

Grundvoraussetzung für die weitere Entwicklungsförderung sind die differenzierte Diagnostik und ggf. adäquate Therapie von Störungen, die durch dysfunktionelle Afferenzen des sensorischen Systems bedingt sind.

Visuelle Wahrnehmungsstörungen bedürfen somit einer augenärztlich überwachten Behandlung. Sie reicht von der Verordnung einer Sehhilfe über die Sehschule bis hin zu Operationen.

HINTERGRUND-INFORMATIONEN

Wenig beachtet ist die assoziierte Heterophorie [Gorzny 2009], auch Winkelfehlsichtigkeit genannt. Sie wird im Regelfall mithilfe einer Prismenbrille oder durch Training ausgeglichen. Im Einzelfall reicht das therapeutische Spektrum bis hin zur Operation. Die Therapiebedürftigkeit dieser Binokularstörung ist in der Augenheilkunde nicht unumstritten, im Praxisalltag sind jedoch die Behandlungserfolge nicht von der Hand zu weisen.

Hörverluste werden meist zeitig in Screeninguntersuchungen durch den Kinderarzt erfasst und durch Pädaudiologen behandelt. Dabei besteht die Möglichkeit, durch objektive Gehöranalysen (otoakustische Emissionen, BERA) – unabhängig von der Mitarbeit des Kindes – periphere Defizite aufzudecken. Sie werden dann mit Hörgeräten oder Cochlea-Implantaten ausgeglichen. Die Therapie von zentralen auditiven Wahrnehmungsstörungen ist hingegen schwieriger. Inwieweit hier auch kompensatorische Anpassungen durch Schwellenveränderungen vorliegen, muss der Einzelfall zeigen.

HINTERGRUND-INFORMATIONEN

Eine Sonderform ist die Störung des dichotischen Hörens. Dabei werden simultan eintreffende, unterschiedliche akustische Reize durch die paarig angelegten Hörorgane zwar weitergeleitet, aber nicht ausreichend zentral diskriminiert. Speziell entwickelte Tests (dichotischer Hörtest z. B. nach Uttenweiler [s. Berger et al. 1998]) und Hörtrainingsprogramme stehen für Diagnostik und Therapie zur Verfügung.

Kinästhetische Wahrnehmungsstörungen sind in der Regel auf dysfunktionelle Afferenzen des propriozeptiven Systems zurückzuführen. Die funktionell orthopädisch-manualmedizinische Untersuchung und Behandlung konzentriert sich dabei auf die Schlüsselregionen des Bewegungsapparates (wobei aber auch weiter peripher gelegene Regionen Berücksichtigung finden). Sie sind geprägt von einer hohen sensorischen Kompetenz. Hinweise auf das Vorliegen solcher Auffälligkeiten ergeben sich u. a. aus Haltungsasymmetrien, motorischen Teilleistungsstörungen, Schmerzen des Bewegungsapparates bis hin zu verschiedenen Kopfschmerzformen.

Im Einzelfall reicht schon die Beseitigung rezeptiver Störungen aus. Dabei führen, wie erwähnt, Autoregulationsmechanismen des sensomotorisch-affektiven Systems zur Normalisierung der Schwellenwerte neuronaler Netzwerke und zur Überarbeitung sensomotorischer Programme durch die Herausforderungen des Alltags. Einfachstes Beispiel ist die Behandlung von peripheren Hörstörungen, die – neben den zu erwartenden Auswirkungen auf die Sprache – nicht selten auch zu sensomotorischen Verbesserungen führt (Globalintegration [Gschwend 2000]).

Schwellenveränderungen für einlaufende sensorische Informationen sind als physiologische Kompensations- oder Adaptationsmechanismen zu verstehen. Entsprechende Über- oder Unterempfindlichkeiten bleiben so lange nachweisbar, wie für sie Bedarf besteht. Sie können auch bewusst geschult werden.

MERKE

Nach Beseitigung dysfunktioneller Afferenzen ergeben sich im Zuge von Autoregulationsmechanismen nicht selten Normalisierungen der sensorischen Schwellenveränderungen.

Einige Kinder benötigen jedoch eine Nachbehandlung. Dabei fließen Informationen des labyrinthären, taktilen und propriozeptiven Systems – beispielsweise zur Überarbeitung der Haltungssicherung – mit ein. Für taktile Afferenzen besteht zudem die Möglichkeit, z. B. über Bürsten- oder Handmassagen u. a. m. – je nach Über- oder Unterempfindlichkeit – eine Schwellenveränderung zu erreichen.

Sinnvoll ist es, anfangs eindeutige, in der Regel durchaus feste taktile Reize auszuwählen, die das Kind mag oder zumindest toleriert. Sie sollten dann in Bezug auf ihre mechanische Beschaffenheit (und ggf. Temperatur) nur ausnahmsweise variiert werden. Dabei ist es empfehlenswert, die Fußsohlenpartien, die Beugeseiten der Extremitäten, die Hände, die Rücken-, Bauch-, Hals- und Nackenregion oder die Ohrmuscheln mit einzubeziehen. Entsprechend seiner Erfahrungen wird auch hier jeder Therapeut sein eigenes Einsatzschema der verschiedenen Techniken haben.

6

HINTERGRUND-INFORMATIONEN

Eine schwedische Studie [von Knorring et al. 2008] bestätigte den positiven Effekt von täglichen Massagen auf die psychoaffektive Entwicklung im Kindesalter. Das dabei freigesetzte Oxytocin – so die Autoren – beruhigt das Kind und fördert sein soziales Verhalten. In einer kontrollierten Studie wurden 60 Kindergartenkinder über den Zeitraum von 3 Monaten täglich für 5–10 Minuten massiert, der Kontrollgruppe von 50 Kindern wurde in dieser Zeit vorgelesen. Zu Beginn, nach 3, 6 und 12 Monaten erfolgte die Einschätzung des Verhaltens durch die Kindergärtnerinnen und die Eltern mittels standardisierter Beobachtungsformulare. Nach 3 Monaten hatte sich das Verhalten aller Kinder, mit und ohne Massage, gebessert. In den nächsten 3 Monaten stieg die Aggressivität in der Kontrollgruppe wieder an, während sie in der Massagegruppe weiter abnahm. Verbunden damit war hier auch ein Rückgang der Häufigkeit von somatischen Beschwerden. Selbst nach 12 Monaten waren massierte Kinder signifikant weniger aggressiv als vor der Behandlung.

Verbindungen zwischen taktiler Sensibilität und psychoaffektiver Verhaltenslage signalisieren auch die Begriffe wie „dünnhäutig" oder „dickfellig".

Die **Überarbeitung der nichtintentionellen Motorik** und somit auch des affektiven Systems unterliegt neurophysiologischen Grundprinzipien. So werden vorrangig willkürliche, also in der Regel vorgeführte (Spiegelneurone) und dann bewusst langsam nachgeturnte Bewegungsmuster (ggf. in Zeitlupe) täglich geübt. Das langsame Ausführen verhindert Rückgriffe auf unerwünschte statokinetische Reaktionen (mit ihrer affektiven Komponente), das tägliche Absolvieren fördert die Übernahme in das globalmotorische System. Oberste Priorität haben dabei Übungen, die der sensomotorischen Verunsicherung des Kindes entgegenwirken.

MERKE

Mithilfe des intentionellen motorischen Systems (pyramidales System) und dessen langsam gebahnten Bewegungsmustern erfolgt die zentralnervöse Erarbeitung bzw. Überarbeitung neuer ökonomischer Muster der Halte- und Stellsteuerung.

HINTERGRUND-INFORMATIONEN

Da im Kleinkindalter die Anwendung bewusst gebahnter motorischer Leistungen kaum realisierbar ist, können ersatzweise auch spielerische Gleichgewichtsübungen zur Anwendung kommen. Sie müssen aber ebenso langsam durchgeführt und fein dosiert werden, um das sensomotorisch-affektive System nicht zu überfordern. Vermieden werden sollten in jedem Fall krampfhaftes Festhalten und überschießende Haltungsanpassungen. Im Rahmen des PäPki-Konzepts [Bein-Wierzbinski 2005] wird der Säugling oder das Kleinkind durch die Eltern in Übungsmuster zurückversetzt, die ausreichend koordinierte Leistungen aufweisen, gut toleriert werden und durch die Halte- und Stellsteuerung abgesichert sind. Darauf aufbauend erfolgt dann die weitere Schulung des sensomotorischen Systems im täglichen Hausübungsprogramm.

Das individuelle Übungskonzept berücksichtigt dabei die mehrdimensionale labyrinthäre Afferenzversorgung. Dazu zählen bei entsprechendem Bedarf z. B. langsame rotatorische Bewegungen um die Körperlängsachse (Drehstuhl), Liftbewegungen (höhenverstellbare Liege, auf dem elterlichen Fuß oder einer Wippe), Rollbewegungen auf dem Boden um die Körperlängsachse („Teigrolle"), Seitkippbewegungen („Hoppe-Reiter", Pezziball), sagittale Stellbewegungen (Pezziball, auf dem Schoß) oder Beschleunigungsbewegungen (Rollbrett).

Die schrittweise Anpassung der Haltesteuerung auf dem Rollbrett unter Vermeidung überschießender statokinetischer Reaktionen erfolgt anfänglich in Bauchlage (Lagesicherung), später im Sitzen, auf den Knien, dann in Rückenlage und zum Schluss ggf. im Stehen. Voraussetzung ist ein jeweils äußerst langsames Bewegen des Brettes. Von Vorteil ist, wenn die Kinder sich eingangs mithilfe der Hände selbstständig abschieben und so die Kontrolle über ihre Bewegungen besitzen. Erst dann folgen passive Haltungsübungen.

Für Kinder ab etwa 7 Jahren bietet sich zur Optimierung des propriozeptiven Systems das Konzept des „kurzen Fußes" als propriozeptive sensomotorische Fazilitation (PSF) nach Janda [s. a. Janda 2000] an. Dabei wird durch mittlere Vorspannung statisch beanspruchter Muskelgruppen und insbesondere des M. quadratus plantae (erhöhte sensorische Aktivität) der propriozeptive Afferenzeinstrom im ZNS optimiert. Aus einer entsprechenden Ausgangshaltung erfolgen auf variablen Untergründen (Schaukelbrett, Therapiekreisel, Schaumstoff, Gelpack) sowohl langsame intentionelle Bewegungen als auch die Haltung destabilisierende Provokationsversuche durch den Therapeuten bzw. die Eltern (➤ Abb. 6.13). Das PSF-Konzept wird unter anderem zur Rehabilitation von Patienten mit Erkrankungen des Bewegungsapparates (inkl. HWS-Schleudertraumata), aber auch für verschiedene Formen der Gleichgewichtsstörung angewandt. Die propriozeptive sensomotorische Fazilitation führt dabei zu einem „Ohrenspitzen" des Bewegungsapparates für Haltungsänderungen und zur schnelleren, angepassten Gegenregulation. Dieses Prinzip kann auch mit logopädischen Übungen, koordinativen Herausforderungen u. a. m. gut kombiniert werden.

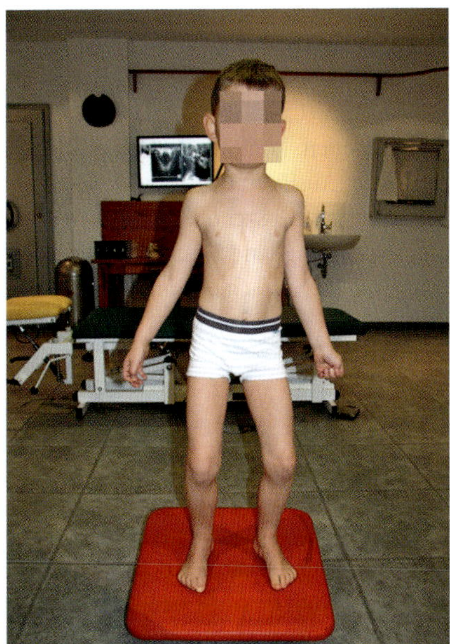

Abb. 6.13 Schulung sensomotorischer Komplexregulationen auf dem Schaukelbrett (PSF nach Janda).

HINTERGRUND-INFORMATIONEN

Die Grundlagen dieser Wahrnehmungsförderung mit Fazilitation der Muskulatur („Ansaugen" der Füße, im Hüft-, Knie- und Sprunggelenk leicht gebeugt, die Oberschenkel leicht abduziert, Aufrichtung der Wirbelsäule und Ausrichtung des Kopfs in Neutralhaltung) finden sich auch in anderen Rehabilitationskonzepten (z. B. Brügger-Sitz) oder Sportarten (viele Kampfsportarten, Yoga, Pilates) wieder. Manche Eltern werden dabei an Kindheitsspiele früherer Zeiten, wie Balancieren auf einer Büchse mit einem quergelegten Brett, erinnert.

Letztlich können derartige Übungen auch im Rahmen der Musiktherapie, Physiotherapie, Psychomotorik etc. stattfinden. Selbst im häuslichen Milieu fördert Singen, Musizieren oder kindgerechte Musik im Hintergrund die Entspannung bzw. das Rhythmusgefühl.

Flexions- und Extensionsbewegungen von Kopf und Rumpf aus Rücken- bzw. Bauchlage in Kombination mit (ggf. gekreuzten) Extremitätenbewegungen oder Schaukelbewegungen (z. B. im Sitzen) ergänzen die weitere Schulung des kinästhetischen Systems. Gleiches gilt für Verwringungen der Wirbelsäule (Becken gegen Schultergürtel). So ergeben sich für die Kinder oft vollkommen neue kinästhetische Afferenzerfahrungen der Kopf-Körper-Extremitäten-Stellung. Dabei werden die Informationen sensorischer Schlüsselregionen aktiv in die Reizverarbeitungssysteme mit einbezogen. Sie können den Kindern beispielsweise als „Tanzstunde" mit langsamer Einübung von Komplexbewegungen und „Choreografien" vermittelt werden. Die Zusammenstellung der Übungen kann also je nach Erfahrung und Phantasie des Therapeuten, den häuslichen Möglichkeiten der Eltern sowie den Erfordernissen angepasst werden. Kombiniert man langsam und bewusst einzustudierende Bewegungen mit Musik und Gesang als eine Art „Mini-Playback-Show", steigt die Motivation (auch bei den Eltern). Die Sprache, das Rhythmusgefühl und die Sensomotorik werden gemeinsam geschult.

Da die Überarbeitung der Halte- und Stellsteuerung an Trainingseffekte gebunden ist, die durch ein- oder zweimaliges Training pro Woche kaum zu realisieren sind, sollte **täglich für ca. 15 Minuten zu Hause geübt werden.** Die Therapeuten werden dabei zum Trainer der Eltern und die Eltern selbst zu Therapeuten. Einen weiteren Vorteil dieses Rehabilitationskonzepts bietet dabei die Einbeziehung der Eltern oder Bezugspersonen (Urvertrauen, motorische Vorbilder), um negative affektive Begleitreaktionen zu vermeiden. Ein beabsichtigter Nebeneffekt ist, so ein befreundeter Kinderorthopäde, dass zuvor unsichere Kinder auf ganz neue Art und Weise wieder Halt bei ihren Eltern finden.

Voraussetzung dafür ist jedoch eine ausreichend hohe Motivation der Eltern sowie ihre umfangreiche Aufklärung und Anleitung. Das häusliche Übungsprogramm sollte anfänglich auf einige wenige Übungen beschränkt werden. Im Vordergrund stehen dabei (De-)Sensibilisierungseffekte der unterschiedlichen taktilen und propriozeptiven Schlüsselregionen sowie des labyrinthären Systems. So bietet sich an, mit einer 5- bis 10-minütigen Massage zu beginnen (bei ausgeprägten Befunden länger). Dies erhöht meist die Motivation der Kinder und deren Vigilanz. Dabei können die Kinder ihre Empfindungen beschreiben und die Eltern motivierend die Kommunikation beibehalten. Nach etwa 4–6 Wochen sind die erzielten Integrationseffekte der Behandlung zu überprüfen und das Therapieschema zu ergänzen oder zu modifizieren. Besondere Herausforderungen der sensomotorisch-affektiven Verhaltensregulation, wie Verwringungsübungen der Wirbelsäule, sollten erst später (und anfänglich ggf. auf ebener Erde) eingesetzt werden.

MERKE

Das Einbeziehen der Bezugspersonen in ein tägliches Hausübungsprogramm kann ein entscheidender Schritt für den Therapieerfolg sein.

Ähnliche Hausübungsprogramme sind aus der Säuglingsphysiotherapie bekannt, wobei das Übungskonzept dabei meist höhere Anforderungen an die „handwerklichen" Fähigkeiten der Eltern stellt.

Ebenso wichtig ist die Vermittlung von positiven Lernerfahrungen für die Kinder. Hier kann beispielsweise die Ergotherapie einen ersten Einstieg bieten. Dabei ist es aber wichtig, solche positiven Rückmeldungen auch im Alltag zu erlangen. Außerdem müssen die zugrunde liegenden Leistungen meist ebenfalls engrammiert, d.h. geübt werden. Entsprechend modifizierte Hausaufgaben sind also auch hier meist unumgänglich.

Einfaches „Hilfsmittel" in der täglichen Förderung ist z.B. auch die Beteiligung der Kinder beim Einkauf: „Schau' mal, wo das Mehl steht, wir brauchen zwei Tüten und auch Milch für deinen Kakao ..." oder „Hol' mal einen Bund Radieschen!" Dies fördert die Raumorientierung im Supermarkt, das Mengenverständnis, den Bezug zu Gegenständen, die Selbstständigkeit und gibt erste Einblicke in die Planung der Versorgung einer Familie.

Insbesondere Väter haben – in einer, aus Sicht des Kindes, von Frauen dominierten Welt – wegen ihrer (meist) motorischen Vorbild- und Motivationsfunktion „gute Karten" bei ihrem Nachwuchs („Das ist mein Papa!"). Heimliches Üben vermindert zudem Versagensängste oder die Gefahr, sich zu blamieren.

Ähnliches gilt für die Einführung von imaginären Schutz- und Erfolgsstrategien, wie z.B. einem gefundenen „Zauber-Cent" bei 4- bis 7-Jährigen. Etwas Rückenwind bei der Lösung längst anstehender Aufgaben kann jedes Kind gebrauchen.

Eine Sonderform ist die Sensitivierung angeborener affektiv-sensomotorischer Verhaltensweisen im Rahmen von akuten Stresssituationen wie dem Startle-Syndrom (➤ Kap. 3.1.2). Dabei werden Schreckreaktionen konditioniert, die später auch durch banale Auslösereize aktiviert werden. Die Grundlagen dieser psychopathologischen Verhaltensengrammierung sind wenig erforscht und nur sehr schwer therapeutisch beeinflussbar.

6.5 Vergleichbare Therapiekonzepte

Das vorbeschriebene therapeutische Konzept zur Integrationsförderung ist nicht neu. Schon Ayres [zit. n. Gschwend 2000] betonte die Notwendigkeit einer adäquaten Afferenzversorgung als Grundlage einer ungestörten Motorik. Darüber hinaus entdeckte sie die Bedeutung des Gleichgewichtssystems für variable inhibitorische Impulse, z. B. von Kleinhirnneuronen im Rahmen der Abstimmung, Präzision und Feindosierung von Bewegung bis hin zur Harmonisierung bei Bewegungswechsel. Dieser Gleichgewichtssinn hat eine generelle Förderung der Globalintegration zur Folge. Letztlich basiert das SI-Konzept (Sensorische Integration) auf diesen Zusammenhängen und wird beispielsweise im Rahmen der Ergotherapie umgesetzt.

HINTERGRUND-INFORMATIONEN

Natürlich eignet sich dieses Rehabilitationskonzept zur Anregung neuroplastischer Effekte der Hirnentwicklung bei sensomotorisch auffälligen Kindern. Allerdings sollte nicht aus den Augen verloren werden, dass die Mehrzahl der kleinen Patienten keine „Reifungsdefizite" entsprechender Neuronenverbände hat. Im Vordergrund stehen stattdessen meist sensorische Dysfunktionen, die im Rahmen der Neuroplastizität des Hirns zu Anpassungen führen. Therapeutisches Resultat einer lediglich auf adaptive Schulung der zentralen Verarbeitungssysteme ausgerichteten Behandlung (also Gewöhnung) ist dann meist die Verfeinerung von Kompensationsstrategien und ihre Übung und Engrammierung.

Wird hingegen eine „umschriebene soziale sensorische Deprivation" – also fehlendes Training, Zuwendung und kindgerechte Beschäftigung im häuslichen Milieu – als Ursache der sensomotorischen Entwicklungsverzögerung angenommen, so können Therapiestunden (in der Regel einmal pro Woche) nur bedingt und passager die Entwicklung anregen.

Vorteil der kombinierten Förderung auffälliger Kinder durch ausgebildete Therapeuten ist die vermittelte Lernerfahrung, Dinge zu können, in der Lage zu sein, Aufgaben zu lösen. Solche selbst einmaligen „Schlüsselerfahrungen" können ein unglaublich starker Motivations- und Entwicklungsreiz sein.

6.5.1 INPP-Training

Goddard und Blythe [zit. n. Goddard 2000] haben in ihrem Institut für Neurophysiologische Psychologie (INPP) eine Reihe von Provokationsuntersuchungen des nichtintentionellen Systems und der Verarbeitung taktiler, propriozeptiver und labyrinthärer Informationen erarbeitet.

Sie untersuchten in ihren jahrelangen Studien Kinder mit Lernstörungen und machten auf Integrationsstörungen angeborener Fremdreflexe aufmerksam. Darüber hinaus entwickelten sie diagnostische und therapeutische Strategien, die sie im Rahmen des INPP-Konzepts erweiterten. Allerdings geht dieses Konzept von „persistierenden frühkindlichen Reflexen" mit ihnen innewohnenden Pathologien aus („dieser und jener Reflex verhindert dies und das"). Diese seien Ursache für zahlreiche Verhaltensauffälligkeiten des sensomotorisch-affektiven Systems.

Die Interpretation der bei den Provokationsuntersuchungen erzielten Befunde lässt jedoch keineswegs den Schluss zu, spezifisch auszulösende „frühkindliche (Rest-)Reflexe" reproduzieren und zuordnen zu können. So handelt es sich bei den Testergebnissen immer um Globalreaktionen des Organismus mit einer Fülle von Interaktionen.

HINTERGRUND-INFORMATIONEN

Die Erstbeschreiber von Fremdreflexen für die Halte- und Stellsteuerung, Magnus und De Klejn [1912], benötigten in ihren Tierversuchen trotz Dezerebration (➤ Kap. 3.2.8), – also unter Ausschaltung mittlerer und höherer Hirnaktivitäten – 3 Jahre, um die reflektorischen Beziehungen der tonischen Nacken- und Labyrinthreflexe zu isolieren.

Durch Goddard und Blythe wurden die Behandlungsstrategien des SI-Konzepts um das tägliche Hausübungsprogramm erweitert. Sie haben auf reflektorisch-reaktive Integrationsstörungen der Halte- und Stellsteuerung bei Kindern mit Lernstörungen aufmerksam gemacht. Dabei werden spezifische Übungen empfohlen, die zur differenzierten Integration „persistierender frühkindlicher Reflexe" führen sollen. Sie sind so konzipiert, dass gemäß dem diagnostischen Befund und den ermittelten „persistierenden Reflexen" spezifische Bewegungsabläufe täglich nachgeturnt werden. So sind entsprechende Bewegungsmuster langsam und stereotyp zu wiederholen.

HINTERGRUND-INFORMATIONEN

Theoretischer Hintergrund bei Goddard und Blythe ist die „mangelnde Ausreifung" solcher Reflexbeziehungen in der Schwangerschaft und frühen Säuglingsphase infolge

Frühgeburtlichkeit, verschiedener epigenetischer Faktoren oder Geburtstraumata. Solche Reflexe hätten dann nie ihre maximale Funktion und Ausformung erreicht und könnten nicht ausreichend gehemmt werden. Ziel ist also die exakte Nachahmung solcher Bewegungsformen, um die „in persistierenden frühkindlichen Reflexen innewohnenden Pathologien" zu beseitigen. So werden die willkürlich zu steuernden Bewegungsfiguren in kleinste Bewegungseinheiten unterteilt und durch Pausen zur Tonusüberarbeitung die Bewegungserfahrung im ZNS engrammiert.

In einer randomisierten, kontrollierten Doppelblindstudie [McPhillips et al. 2000] konnten durch Anwendung des INPP-Trainings positive Effekte auf Leseschwierigkeiten bei Kindern nachgewiesen werden. Inwieweit es sich dabei um spezifische Therapieergebnisse handelte oder sich synergistische Erfolge einer globalen Integrationsförderung ergaben, ist nicht sicher.

HINTERGRUND-INFORMATIONEN

Nach einer Randomisierungsphase erfolgte der Einschluss von 60 durchschnittlich intelligenten Kindern im Alter von 8–11 Jahren mit Lesestörungen und dem Nachweis eines persistierenden ATNR (Schilder-Test, vergleichbar mit der aus der Neurologie bekannten Hautand-Probe als Hinweis auf vertebro-basiläre Zirkulationsstörungen – wie sehr unterschiedlich Befunde interpretiert werden!). Nach Bildung von 3 Gruppen (Verum = spezifisches Übungsprogramm, Placebo = unspezifisches Übungsprogramm, Kontrolle = kein Übungsprogramm) mit je 20 Probanden folgte eine 12-monatige Interventionsperiode. Allerdings unterschieden sich die Übungsprogramme der Verum- und der Placebogruppe in der Einbeziehung komplexer sensorischer und koordinativer Systeme doch erheblich.

6.5.2 SI-Mototherapie

Kesper und Hottinger [2007] haben die diagnostischen und therapeutischen Strategien des INPP-Konzeptes modifiziert (z. T. erweitert) und kommen auch bei der Interpretation der Befunde zu anderen Schlüssen.

Im Rahmen der SI-Mototherapie wird in einer vorgeschalteten ärztlichen Diagnostik auf Störungen der Afferenzentstehung und -verarbeitung (sowie Stoffwechselstörungen) untersucht und ggf. eine Behandlung eingeleitet. In einem 2. Schritt erfolgt die (De-) Sensibilisierung taktiler Wahrnehmungsqualitäten, z. B. mittels Bürstenmassage im häuslichen Milieu. Ergänzt durch Erlernen einer langsam initiierten Bewegungskontrolle schließen sich dann entsprechende, durch die Eltern überwachte Übungsprogramme an. Das tägliche Übungspensum wird auf 15 bis 30 Minuten beschränkt. Die Autorinnen haben dabei das theoretische Konzept der „persistierenden frühkindlichen Reflexe" verlassen und durch „frühkindliche Bewegungsmuster" ersetzt. Auch hier liegt der Behandlungsschwerpunkt in den Familien, eine Kontrolle des Therapiefortschritts und die Modifikation des Übungsprogramms erfolgt ca. alle 8 Wochen. Grundlage ist die Erarbeitung von Haltungs-, Steuerungs- und Bewegungsmustern, die die Kinder in die Lage versetzen, Aufgaben der altersgerechten sensomotorischen Entwicklung zu übernehmen. Bewegungsmuster des späten Säuglings- und Kleinkindalters werden dabei als Trainingsprogramme benutzt.

6.5.3 PäPKi

Das Prinzip der Pädagogischen Praxis für Kindesentwicklung wurde von Bein-Wierzbinski [2005] entwickelt. Auch hierbei handelt es sich um eine diagnostische und therapeutische Methode zur Förderung des neuromotorischen – aber noch viel mehr des sensorischen – Aufrichtungsprozesses im Kindes- und Erwachsenenalter.

Je nach Alter des Patienten (Säuglinge/Kleinkinder/Vorschul-Schulkinder/Erwachsene) stehen spezifische Übungsprogramme zum Training des Raum-Lage-Verhaltens sowie der Koordination für den sensomotorischen Aufrichtungsprozess zur Verfügung. Diese werden täglich, langsam und mit Urvertrauen (d. h. durch die Eltern bzw. eine Bezugsperson, bei Erwachsenen durch den Patienten selbst) durchgeführt. Ein Grundprinzip, das alle vergleichbaren Therapiemethoden eint. Auch hier beträgt die tägliche Übungsdauer ca. 20 Minuten. Die Übungen werden im Rahmen der PäPki-Therapie demonstriert und eine Anleitung zur Verfügung gestellt.

Vorgeschaltet ist – je nach Alter des Patienten – ein diagnostisches Procedere zum Stand der Entwicklung, ein interdisziplinäres Konsil, das u. a. die Augenmotorik sowie propriozeptive Dysfunktionen

(Funktion der Wirbelsäule, insbesondere der Kopfgelenke) mit einschließt. Werden hier Störungen gefunden, so sollten diese vor Beginn der Therapie behandelt werden.

Vorteil der PäPKi-Therapie ist die frühzeitige Intervention im Säuglings- und Kleinkindalter mit altersgerechtem Übungsprogramm.

Dennoch sei betont, dass der Erfolg der vorbeschriebenen Therapien von der aktiven Mitarbeit der Eltern bzw. des erwachsenen Patienten abhängt. Kinder lassen sich meist einfach durch ihre Bezugspersonen motivieren und entwickeln Freude an ihren Übungen.

6.5.4 Entwicklung der Therapieprinzipien

Gegenwärtiges Hauptproblem beider o. g. Rehabilitationsstrategien ist die oftmals auf über 1 Jahr angelegte Interventionsperiode. Sie ist nur durch eine hohe Motivation der Eltern mit dem Familienleben vereinbar. Inwieweit die Analyse der neurophysiologischen Grundlagen solcher Integrationsprozesse zur Optimierung beider Behandlungskonzepte beitragen kann, muss die Zukunft zeigen.

MERKE

Der Rückgriff auf nicht altersgerechte Bewegungsmuster zur Sicherung der Halte- und Stellsteuerung und der Interaktionen mit dem sensorisch-affektiven System ist lediglich Signal einer Integrationsstörung. Es handelt sich um ein Symptom und nicht um die Ursache des Verhaltensgeschehens.

Vielmehr bestehen sensomotorische oder affektive Regulationsstörungen, die mit Rückgriffen auf kompensatorische Ersatzprogramme einhergehen. Diese angeborenen, weniger angepassten Verhaltensstrategien auf sensorische Reize besitzen weder eine ihnen innewohnende Pathologie noch ist ihr späterer modifizierter Einsatz als Ursache einer Entwicklungsstörung anzusehen. Sie sind was sie sind: Absicherungsprogramme, die auch weniger moduliert die Kindesentwicklung begleiten können oder – je nach Notwendigkeit bzw. dem Fehlen von engrammierten Alternativprogrammen – zum Einsatz kommen. Die damit verknüpften affektiven Sensationen sind somit als Entwicklungsanreiz für die Etablierung von neuen, angepassten sensomotorisch-affektiven Leistungen (z. B. Vermeidungsstrategien, Feedforward-Regulation) anzusehen. Darüber hinaus wurde gezeigt, dass solche Reflex- und Reaktionsmuster keineswegs „frühkindlich" sind und selbst bei Erwachsenen physiologisch angepasst zum Einsatz kommen. Sie sind eine Grundlage der reflektorisch-reaktiven Steuerung von Reiz-Antwort-Beziehungen des Menschen.

Das Verlassen von stereotypen Übungsprogrammen mit exaktem Einhalten von Grundmustern der frühkindlichen Bewegungssteuerung ermöglicht ein deutlich variableres und an familiäre Gegebenheiten individuell angepasstes Training. Dies erhöht die Motivation. Ähnliches gilt für die Modifikation schwellenabhängiger sensorischer Systeme.

Wenig beachtet war bisher die Wechselwirkung der affektiv-emotionalen Verhaltensregulation mit Mechanismen der Halte- und Stellsteuerung. Wie bereits betont, können statokinetische Reaktionen auch überschießend durch eine affektive Ausgangslage (Angst, Verunsicherung) ausgelöst und engrammiert werden. Diese Mechanismen spielen nicht nur im Rahmen der Therapieminuten eine wichtige Rolle, sondern auch darüber hinaus. So sollten u. a. überschießende globale statokinetische Reaktionen auch außerhalb der Übungszeit unbedingt vermieden werden, da sie die Behandlungsbemühungen mit Rückgriff auf nicht altersgerechte Anpassungsreaktionen zunichtemachen. Was nützt es, eine Unsicherheit im Rahmen der Therapieminuten wegzutrainieren, wenn im nächsten Moment solche Verhaltensweisen wieder etabliert werden?

MERKE

Jede sensomotorisch-affektive Verunsicherung des Kindes ist zu vermeiden.

Inadäquate Erziehungsstrategien, die zu einer weiteren affektiven Verunsicherung des Kindes führen, verhindern die Überarbeitung der Programme der Halte- und Stellsteuerung sowie die Schwellenveränderungen sensorischer Systeme. Es bestehen enge Zusammenhänge zwischen affektiven und sensomotorischen Verhaltenszuständen.

Die bewusste Kombination von langsam ausgeführten Elementen der intentionellen und nichtin-

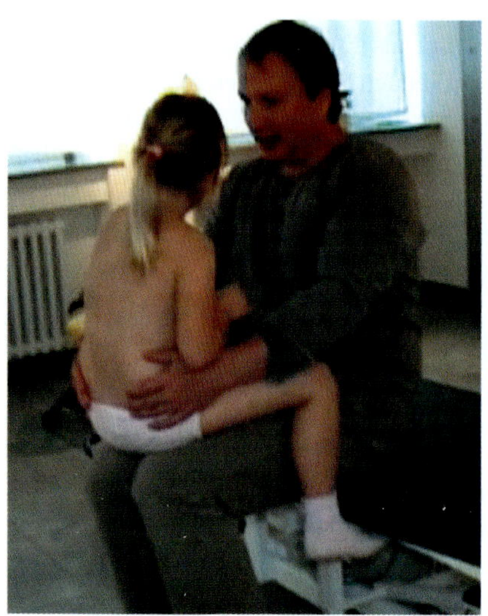

Abb. 6.14 Zunehmende Normalisierung des sensomotorischen Systems 4 Monate nach Behandlung von funktionellen Störungen des Bewegungssystems und häuslichem Üben, 5 Jahre altes Mädchen, ➤ Film 44.

6

tentionellen Motorik ermöglicht zudem über Lernprogramme die Überarbeitung des affektiven Systems mit neuen Erfahrungen. Solche Mechanismen werden u. a. in der Psychomotorik therapeutisch genutzt. Neben motorischen Fortschritten (mit Ökonomisierung der Halte- und Stellsteuerung) lassen sich nach einigen Monaten des häuslichen Übens auch Verhaltensänderungen wie z. B. mehr Freude an Gleichgewichtsspielen feststellen. Das Kind wird mutiger (➤ Abb. 6.14, ➤ Film 44, s. a. ➤ Abb. 6.9, ➤ Film 40).

6.6 Zusammenfassung

Das vorgestellte interdisziplinäre Behandlungskonzept basiert auf neurophysiologischen Grundlagen der Integration von sensorischen, motorischen und affektiven Teilsystemen, die miteinander in Wechselwirkung stehen. Sie finden sich in vielen pädiatrischen Entwicklungs- und Rehabilitationskonzepten wieder. Dabei ist zu beachten, dass die häufig anzutreffende Polypragmasie mit einer Abfolge der Intervention in Teilbereichen (Ergotherapie, Logopädie, Psychomotorik u. v. a. m.) kaum dem Gedanken der Integrationsförderung im Globalsystem entspricht. Selbst eine neu gemachte Lernerfahrung geht schnell in der Fülle der täglich neu zu absolvierenden Anforderungen unter. Meist bleibt dann auch kaum Raum, neue Erfahrungen im häuslichen Milieu anzuwenden und zu bestätigen.

Grundprinzipien der Behandlung und Förderung von Kindern mit affektiv sensomotorischen Integrationsstörungen sind

- die Diagnostik und ggf. Behandlung von dysfunktionellen Afferenzen des sensorischen Systems,
- die Normalisierung von evtl. nachweisbaren Schwellenveränderungen des sensorischen Systems,
- die Überarbeitung des motorischen Systems mit Optimierung oder Neuanlage von alternativen Programmentwürfen für die Halte- und Stellsteuerung und deren Absicherung in der Bewegung,
- die Einbeziehung der Bezugspersonen (Urvertrauen, motorische Vorbilder) zur Unterdrückung einer negativen affektiven Reaktionslage und zur Nachahmung,
- ein tägliches, dem Kind angepasstes „Spiel"-Programm zur Überarbeitung bestehender und Engrammierung neuer sensomotorisch-affektiver Verhaltensprogramme,
- die kognitive Unterdrückung überschießender, der jeweiligen Situation wenig angepasster, statokinetischer Reaktionen und ihrer affektiv-emotionalen Begleitreaktionen.

Insofern bleibt zu wünschen, dass der Konvergenz der sensomotorisch-affektiven Steuerung auch eine Konvergenz der Behandlungsprinzipien folgt. Logopädie, Ergotherapie, Psychomotorik, Musiktherapie, Mototherapie etc. sind Angebote, die auf die Verbesserung von sensomotorischen und psychoaffektiven Leistungen des Gesamtorganismus abzielen. Das jeweils erarbeitete und angewandte Behandlungskonzept sollte dabei den individuellen Förderbedarf des Kindes berücksichtigen und kombinierte Behandlungsansätze in einer Sitzung oder einer Therapiemaßnahme verfolgen.

Die Einbeziehung der Eltern spielt dabei eine entscheidende Rolle. Ohne ihre Mitarbeit ist – bei allem therapeutischen Aufwand – der Therapieeffekt meist gefährdet. Die interdisziplinäre Entwicklungsförderung ist somit auch eine soziale Herausforderung unserer Zeit.

Anhang

Glossar

affektive Bewertung
durch Erlebtes ausgelöste „Gefühlsregung“, gefühlsmäßige Einstufung in „finde ich gut/nicht gut/ist mir gleichgültig“ über Belohnungssysteme, Vermeidungssysteme u. a. im limbischen System

affektives System
Gesamtheit der Entstehung, Bewertung und Speicherung von Gefühlen und Befindlichkeiten

Afferenzen
aufsteigende (Sinnes-)Informationen von peripher nach zentral

Assistenzprogramme
Hilfsprogramme der Sensomotorik ohne primären Zugang zu gefühlsmäßigen Bewertungsarealen

Athetose
Erkrankung des Systems der unwillkürlichen Motorik (extrapyramidales System) mit fehlerhaften Zielbewegungen, wurmförmigen, bizarren Bewegungen (ggf. „Bleirohr- und Zahnradphänomene“)

autochthoner Rückenmuskulaturkomplex
zusammengesetztes System von Muskelgruppen entlang der Wirbelsäule mit besonderer Bedeutung für Haltungsaufgaben

Axillarhang, axilläre Hängelage
Provokationsversuch (→ Lagereaktionen n. Vojta), wobei der Säugling in den Schulterachseln frei hängend gehalten wird

Automatismen
angeborene oder schon frühzeitig funktionsfähige Verschaltungen mehrerer angeborener Fremdreflexe auf einen definierten sensorischen Reiz; sie sind rasch abrufbare Programme zur Strukturierung komplexer, stereotyp automatisierter, ggf. repetitiver, Verhaltensmuster und als solche ebenfalls modulierbar (→ Stillautomatismus → Kettenreflexe)

Abhangreaktionen (n. Vojta)
3 Provokationsversuche der → Lagereaktionen n. Vojta: → Collis horizontalis, → Collis verticalis und → Peiper-Isbert-Test

Bauer-Reaktion
Druck auf die Fußsohle eines Säuglings in Bauchlage führt zum Kriechen; positiv ab den ersten Lebenstagen, erlischt ca. ab dem 4. Monat

Bewegungsengramm
abgespeichertes Bewegungsmuster, das in das System der nichtintentionellen Motorik übernommen wurde

Blockierung
reversible segmentale Funktionsstörung der Wirbelsäule; hervorgerufen durch unverhältnismäßige Anspannung der zur Kontraktion befähigten Strukturen eines Wirbelsäulenabschnittes (2 Gelenkpartner), daraus resultiert eine Minderbeweglichkeit des Gelenks und damit auch ein Wahrnehmungsverlust/eine Wahrnehmungsverfälschung – das Segment sendet nur Informationen über Anspannung, egal, ob diese für die Haltung erforderlich ist oder nicht; Ursachen: Traumata, Gelenkreizung oder auch reflektorisch

Babkin-Reflex
Druck auf die Handfläche führt zur Mundöffnung

BERA
Hirnstammaudiometrie (brainstem evoked response audiometry)

Collis verticalis
„Kopfabhangversuch“ (→ Lagereaktionen n. Vojta), wobei der Säugling (Kopf nach unten) an einem Bein gehalten und in die Senkrechte hochgezogen wird. Beurteilt werden die Kopf-, Extremitäten- und Rumpfpositionen/-haltungen.

Collis horizontalis
„Horizontalabhangversuch“ (→ Lagereaktionen n. Vojta), wobei der Säugling, seitlich an Arm und gleichseitigem Bein gehalten, von der Untersuchungsliege hochgezogen wird; beurteilt werden die Rumpf-, Kopf- und Extremitäteneinstellung im Raum

Dezerebration
„Enthirnungssyndrom“: Ausschaltung von Hirnstrukturen mit Lähmung und stereotyper Streckhaltung nach Durchtrennung des oberen Hirnstamms eines Säugetiers

Dyspraxie, motorische
„Ungeschicklichkeit“ verschiedenen Ursprungs mit Störung der Bewegungsplanung/-umsetzung

Dysgnosie
leichte Form der Wahrnehmungsstörung, bei der nicht auf schon eingespeicherte, also geübte, Muster zurückgegriffen werden kann; Störung im „Gedächtnis“ des Wahrnehmungssystems

Dysplasie
Fehlbildung

En-bloc-Rotation
Körperdrehung im Ganzen „wie ein Block“; hier: Fehlen des isolierten und differenzierten Bewegungsspiels der Halswirbelsäule gegenüber dem Rumpf

Ergotherapie
Therapieform, bei der die Planung, Abstimmung, Koordination und Durchführung von Handlungen im Vordergrund stehen; diese „Arbeitstherapie“ unterliegt ständigem Wandel und Erweiterung, z. B. für das Zusammenspiel der Sinne als Voraussetzung für sensomotorische Leistungen

endogen
selbst generiert, „von innen kommend“

exogen
„von außen kommend“

Fazilitation
reflektorische oder übergreifende Aktivierung von Muskulatur als Anpassung an bestimmte Haltungs- oder Bewegungsmuster

Formatio reticularis
weit verzweigtes Neuronensystem des Gehirns mit unterschiedlichen Funktionen (von vegetativer Steuerung bis hin zur Emotion)

Grenzstein-Konzept
an die statistische Verteilung angelehntes Suchprinzip zur Erfassung von offenkundig abweichenden Entwicklungsverläufen, das die zeitliche Einordnung von Entwicklungszielen charakterisiert, welche von 90–95 % einer Normalpopulation erreicht wurden

Habituation
Gewöhnung

Intention
willkürliches Ziel, also Absicht einer Handlung, z. B. einer Bewegung; erfordert die Entwicklung eines zielorientierten Bewusstheitsgrades

Iliosakralgelenk (ISG)
(Sakroiliakalgelenk, „Kreuz-Darmbein-Gelenk") gelenkige Verbindung zwischen den Darmbeinschaufeln und dem aus fünf verschmolzenen Kreuzbeinwirbeln bestehenden Sakrum

ipsilateral
gleichseitig

inhibitorisch
hemmend

kortikospinale Steuerung
von der Hirnrinde ausgehende (motorische) Steuerung, die das Rückenmark mit einbezieht

Kompartment-Syndrom
„Engesyndrom": Raumenge für biologische Strukturen durch erhöhten Druck, wodurch es zur Schädigung der beteiligten Strukturen (u. a. Gefäß-Nerven-Bündel) kommt; Ursachen sind z. B. Traumata (Muskellogen-Syndrom), strukturelle Knochenveränderungen oder hier v. a. unangepasste Muskeldaueranspannungen und Engpass durch länger andauernde Haltungen mit Erhöhung der Druckbelastung

kraniozervikaler Übergang (kzÜ)
„Schädel-Hals-Übergang": Strukturen der Region der Schädelbasis, des 1. (Atlas), 2. (Axis) und 3. Halswirbels. Hier herrscht eine hohe Konzentration an Rezeptoren für die Wahrnehmung von Komplexbewegungen. Deren Feedback dient der Regulation der Muskelspannung (s. a. → TNR), es wird eine fein dosierte Verbindung zwischen Kopf und Rumpf, Verbindungen zu unterschiedlichsten Anteilen des Gehirns, den Augenmuskeln und dem sympathischen System möglich.

KiSS
Kopfgelenk-induzierte Symmetriestörung: Störungen der Funktion des → kzÜ, die im frühen Säuglingsalter erworben wurden (z. B. durch intrauterine Zwangslagen, Geburtstrauma u. a. m.) und zu Haltungs- und Bewegungsasymmetrien führen, die die Weiterentwicklung des Kindes beeinflussen. Zwei Grundmuster werden unterschieden: KiSS I (Schieflage) und KiSS II (Überstreckung). Hier ist differenzialdiagnostische Abklärung erforderlich.

Kettenreflexe
Abfolge von koordinierten, aufeinanderfolgenden, automatisch einsetzenden Reflexen zur Haltungssicherung → Automatismus

Kremaster-Reflex
Bestreichen der proximalen Innenseite des Oberschenkels führt zur Kontraktion des M. cremaster mit Anheben des Hodens

Latenz
zeitliche Verzögerung zwischen Wahrnehmung und Beantwortung eines Reizes

Lovett-Regeln
Regeln, die vom amerikanischen Orthopäden R. W. Lovett zu Beginn des 20. Jahrhunderts entwickelt wurden, um den Zusammenhang zwischen Skoliosen und dem Anpassungsverhalten der Wirbeldrehung zu definieren: gleichsinnige Skoliose und Wirbeldrehung → „Lovett positiv", entgegengesetzte Skoliose und Wirbelrotation → „Lovett negativ". In Lordose ist bei einer Skoliosierung der Lendenwirbelsäule eine Drehung der Lendenwirbel in die Konvexität zu erwarten, in Kyphose drehen die Lendenwirbel in die Konkavität.

Lagereaktionen n. Vojta
7 standardisierte Untersuchungstests (Lageprovokationen) für Säuglinge zur Beurteilung der Haltungs- und Bewegungskontrolle: → Axillarhang, → Collis horizontalis, → Collis verticalis, → Landau-Reaktion, → Peiper-Isbert-Test, → Traktionsversuch, → Vojta-Reaktion

Landau-Reaktion
Provokationsversuch (→ Lagereaktionen n. Vojta), wobei der Säugling frei schwebend in Bauchlage auf der flachen Hand gehalten wird. Beurteilt werden die Kopf-, Rumpf- und Extremitäteneinstellung. Bei passiver Kopfvorbeuge löst sich der eingenommene Strecktonus des Rumpfes und der Extremitäten auf, es resultiert eine globale Beugehaltung. Positiv ab 4.–6. Lebensmonat; fehlende Kopfvorbeuge (Pendeln des Kindes) kann ein Hinweis auf eine Störung der Halswirbelsäulenfunktion sein.

Lokomotion
aktive Fortbewegung

Lagesicherung
motorische Leistung des Kindes, die zu einer stabilen (ungefährlichen und sicheren) Haltung führt; sie kann fein dosiert oder „überschießend" (übertrieben, starr) sein

Labyrinth
„Labyrinth-Organe", im knöchernen Felsenbein befindlicher Teil des Innenohres; sensorischer Teil des Vestibularapparates, für Gleichgewichtsfunktionen mit verantwortlich; die hier eingehenden Informationen werden von den Kerngebieten des Vestibularsystems

gesammelt, weiter verarbeitet und mit anderen Regionen und Funktionen verknüpft

limbisches System
funktionell und auch morphologisch unscharf abgrenzbarer Anteil des Gehirns, der u. a. für die Bewertung von Sinneseindrücken und die Entstehung von Gefühlen und Bedürfnissen zuständig ist

Motoneurone
Nervenzellen, die für die motorische Beantwortung von Reizen verantwortlich sind. Zur Vereinfachung wird als „1. Motoneuron" der Verbund von Nervenzellen im Bereich der motorischen Hirnrinde bezeichnet, das „2. untere Motoneuron" stellt einen Verbund von Nervenzellen im Bereich des Rückenmarks dar. Man unterscheidet Alpha-, Beta-, und Gamma-Motoneurone.

Makulaorgan
Teil des Innenohrs zur Wahrnehmung von Schwerkrafteinflüssen und Linearbeschleunigung; liegt im Vestibulum, in das die Bogengänge münden, enthält die Strukturen Macula sacculi (Vertikalebene) und Macula utriculi (Horizontalebene), die im rechten Winkel zueinander stehen und mit dem Nucleus vestibularis inferior verknüpft sind.

Magnet-Reflex
das langsame Zurückziehen eines gehaltenen Drucks (z. B. durch einen Daumen) auf die Fußsohle eines Säuglings führt zur Streckung des Beins über den Hautkontakt hinaus – wie bei einem Magneten – positiv ab 1. Lebenstag, negativ etwa ab Ende des 2. Monats

mastikatorisch
die Funktionen des Kau- und Saugvorgangs betreffend

„Meilenstein"-Konzept
Schema zur Beurteilung der Kindesentwicklung, wobei „Meilensteine" das zeitlich eingeordnete Entwicklungsziel der 50. Perzentile einer Normalpopulation (also das „Durchschnittsverhalten") kennzeichnen. Dieses Konzept hat leider wenig Aussagekraft für die Beurteilung der individuellen Entwicklung, wird aber immer noch häufig als Grundlage für die Beurteilung einer „Normalentwicklung" herangezogen.

Muskelspindeln
kleine Sinnesorgane, die auf Spannungsänderungen von Muskeln reagieren, Untergruppe der → Propriozeptoren

nozifensiv
schmerzvermeidend

Neutralstellung
„Ruhestellung": Stellung der Körperteile (Kopf, Rumpf, Extremitäten) zueinander, ohne Verdrehung, Vor-/Rückbeuge oder Seitneige

Ontogenese
individueller Prozess der Umsetzung des (→ phylogenetisch geprägten) genetischen Codes beginnend ab der Befruchtung der Eizelle; steht unter Einfluss von äußeren und inneren funktionellen Faktoren; auch der Geburtsmodus (Spontangeburt versus primärer Kaiserschnitt) hat Auswirkungen auf die Aktivierung von Gensequenzen

Propriozeption
Tiefenwahrnehmung, Wahrnehmung von Spannungsänderungen im Gewebe

Pucken
relativ straffes Einwickeln von Säuglingen, das deren Bewegungsradius einengt, jedoch beruhigend auf sie wirkt; wird in vielen Ländern, vor allem in der „Dritten Welt", angewandt

phylogenetisch
entwicklungsgeschichtlich

Peiper-Isbert(-Test)
Provokationsversuch (→ Lagereaktionen n. Vojta), wobei der Säugling an beiden Beinen gehalten und in die Vertikale gehoben wird. Beurteilt werden die Arm-, Rumpf- und Kopfeinstellungen

Provokation
Reizung der Sinnesorgane des Kindes (i. d. R. deutlich überschwellig), die eine Antwort erzwingen soll; hier Lageänderung

postural
die Haltung betreffend

Placing-Reaktion
„Steigreaktion": Beim Berühren des Fußrückens eines aufrecht gehaltenen Säuglings, z. B. an einer Unterkante eines Tisches, erfolgt eine Steigbewegung wie beim Treppensteigen; hierbei handelt es sich eigentlich um einen unmodulierbaren Reflex, positiv ab 1. Lebenstag, negativ gegen Ende des 2. Monats

psychoaffektiv
Bewertung, Speicherung und Erinnerung von körperlichen und nichtkörperlichen Informationen und Informationsinhalten je nach individueller Gemütslage

Pädaudiologe
HNO-Arzt, der sich auf das kindliche Gehör spezialisiert hat

Reaktion
der Ausdruck „Reaktion" wird in der Entwicklungsneurologie im Speziellen verwendet für reaktive Verhaltensprogramme, die sich durch Modifikation aus Fremdreflexabläufen entwickelt haben

Rooting-Funktion
Suchfunktion des Säuglingsmundes für Fremdreize

reziprok
umgekehrt

Schlüsselregionen
Regionen des Bewegungsapparates mit besonderen Wahrnehmungs- und biomechanischen Funktionen, z. B. kraniozervikaler, zervikothorakaler, thorakolumbaler oder lumbosakraler Übergang sowie Füße

Spiegelneurone
komplexes System von Nervenzellen im Großhirn, das das Nachahmen von Bewegungen erlaubt

Sensomotorik
Interaktion von Wahrnehmung, Verrechnung und motorischer Beantwortung von Reizen

Suspension
frei schwebende Körperhaltung, bei der z. B. ein Säugling in auf dem Bauch liegender Position hochgehoben wird (sonstige Verwendung des Begriffes pharmakologisch im Sinne von Schwebeteilchen in Flüssigkeiten)

Superposition
Überlagerung

statokinetisch
die Verteidigung der Haltung während der Bewegung betreffend

Skoliose
seitliche Verbiegung der Wirbelsäule, entweder großbogig also „C"-förmig oder mehrbogig also „S"-förmig

stereotyp
im gleichbleibenden Grundmuster der individuell vorgegebenen unwillkürlichen Haltungs- und Bewegungssteuerung

SIDS
Sudden Infant Death Syndrome: plötzlicher Kindstod bei Kindern von 0–2 Jahren, dessen Ursachen wissenschaftlich noch nicht hinreichend geklärt sind

somästhetisch
die Oberflächenwahrnehmung betreffend

Tonussteuerung, globale
zentral regulierte, einheitliche Grundspannung der Skelettmuskulatur

Traktionsversuch
Provokationsversuch (→ Lagereaktionen n. Vojta), wobei der auf dem Rücken liegende Säugling oberhalb der Handgelenke gefasst und in eine schräge Position gezogen wird. Er dient zur Überprüfung der Kopfbalance sowie der Extremitäteneinstellung. Frühes Säuglingsalter: Der Kopf fällt hinter die Schulterachse zurück, die Beine beugen sich; ab ca. dritten Monat: Der Kopf wird in der Schulterachse gehalten, die Beine strecken sich; ab ca. 6. Monat: Der Kopf wird vor die Schulterachse gebracht, die Beine strecken sich.

Umkehrreaktion
z. T. überschießende Gegenregulation durch Fazilitieren der Strukturen des Bewegungsapparates zur Aufrechterhaltung eines bestehenden Ruhetonus (Moro-Reaktion Phase II). Dabei wird ein umgekehrtes, ggf. auch reaktiv ausgelöstes Bewegungsmuster initiiert.

Vojta-Reaktion
Provokationsversuch (→ Lagereaktionen n. Vojta), wobei der am Rumpf gehaltene Säugling in der Vertikalen seitwärts geschwenkt wird. Beurteilt werden die Kopf-, Rumpf- und Extremitäteneinstellungen. Effektiver ist jedoch, das Kind exakt am Becken zu halten, um propriozeptive Informationen der Beckenregion einfließen zu lassen. Der Vergleich der Kopfeinstellung im Raum (rechts-links) ermöglicht u. a. Aussagen über die HWS-Funktion → Labyrinth-Stellreflexe.

Vertikalisation
Aufrichten in die Senkrechte; bei Säuglingen insbesondere das Hochziehen in den Stand

Walk-Phänomen
Knetbewegung der Hände mit wiederkehrendem Öffnen und Schließen, → Babkin-Reflex, → Stillautomatismus

Literaturverzeichnis

Abrahams VC, Rose PK, Richmond FJR. Properties and control of the neck musculature. In: Binder M, Mendell L (eds.). The segmental motor system. New York: Oxford University Press, 1990. p. 58–71.

Allen MC, Capute AJ. The Evolution of Primitive Reflexes in Extremely Premature Infants. Pediatric Research 1986; 20(12): 1284–1289.

Aschoff J, Autrum H. Nervöse Stell- und Haltesteuerung, Begleitbroschüre. Göttingen: Institut für den wissenschaftlichen Film, 1957.

Aucouturier B. Der Ansatz Aucouturier. Bonn: projecta, 2006.

Bakker MJ, van Dijk JG, van den Maagdenberg AM, Tijssen MA. Startle syndromes. Lancet Neurol 2006 Jun; 5(6): 513–524.

Barlow SM, Estep M. Central pattern generation and the motor infrastructure for suck, respiration and speech. Journal of Communication disorders 2006; 39(5): 366–380.

Bein-Wierzbinski W. Räumlich-konstruktive Störungen bei Grundschulkindern. 2. Aufl. Frankfurt a. M. – Berlin – Bern – New York – Oxford – Wien: Europäische Hochschulschriften, 2005.

Benninghoff A, Goerttler K. Lehrbuch der Anatomie des Menschen. Bd. 1 Allgemeine Anatomie und Bewegungsapparat. 8. Aufl. München – Berlin: Urban & Schwarzenberg, 1961. S. 114.

Berger R, Macht S, Beimesche H. Probleme und Lösungsansätze bei der Auswertung des dichotischen Diskriminationstests für Kinder. Phoniatrie und Pädaudiologie 1998; 46(8): 753–756.

Biedermann H. KiSS-Kinder. Stuttgart: Enke 1996.

Biedermann H. Manuelle Therapie bei Kindern. München: Elsevier, 2006.

Bindt C, Huber A, Hecher K. Vorgeburtliche Entwicklung. In: Herpertz-Dahlmann B, Resch F, Schulte-Markwort M, Warnke A. Entwicklungspsychiatrie. Kap. 2 Grundlagen körperlicher und psychischer Entwicklung. Stuttgart, New York; Schattauer, 2008: 89–117

Bobath B, Bobath K. Die motorische Entwicklung bei Zerebralparesen. 5. Aufl. Stuttgart – New York: Thieme, 1998.

Brown KJ, Omar T, O'Regan M. Brain Development and the Development of Tone and Movement. In: Connolly KJ, Forssberg H. Neurophysiology and Neuropsychology of Motor Development. London: Mac Keith Press, 1997. p. 1–41.

Bundesärztekammer, wissenschaftlicher Beirat. Stellungnahme 1991: Prä-/Perinataler Schmerz. http://www.bundesaerztekammer.de/page.asp?his=0.7.47.3227 (letzter Zugriff 23. Oktober 2011).

Christ B. Anatomische Besonderheiten des Halses. ManMed 1993; 31: 67–68.

Coenen W. Manuelle Medizin bei Säuglingen und Kindern. Heidelberg: Springer, 2010.

Connolly KJ, Forssberg H. Neurophysiology and Neuropsychology of Motor Development. London: Mac Keith Press, 1997.

Deetjen P, Speckmann EJ. Physiologie. 2. Aufl. München – Wien – Baltimore: Urban & Schwarzenberg, 1994.

de Vries JIP, Visser GHA, Prechtl HFR. The emergence of fetal behavior. I. Qualitative aspects. Early Human Development 1982; 7: 301–322.

Eibl-Eibesfeldt I. Grundriss der vergleichenden Verhaltensforschung. 8. Aufl. Vierkirchen-Pasenbach: Buchvertrieb Blank, 2004. S. 398–399.

Einspieler C, Marschik PB, Prechtl HFR. Human Motor Behavior. J Psychol 2008; 216(3): 147–153.

Ferrari F, Cioni G, Einspieler C, Roversi MF et al. Cramped synchronized general movements in preterm infants as an early marker for cerebral palsy. Archives of Pediatrics & Adolescent Medicine 2002; 156: 460–467.

Flehmig I. Normale Entwicklung des Säuglings und ihre Abweichungen. 6. Aufl. Stuttgart – New York: Thieme, 2001.

Gesell AL. Infancy and human growth. New York: Macmillan, 1928.

Gesell AL, Amatruda CS. The embryology of behavior. New York: Harper, 1945.

Goddard S. Greifen und Begreifen. 2. Aufl. Kirchzarten: VAK, 2000.

Göhmann U. Persönliche Mitteilung (2008).

Gorzny F. Winkelfehlsichtigkeit. ManMed 2009; 47(2): 138–140.

Gschwend G. Neurophysiologische Grundlagen der Hirnleistungsstörungen. 2. Aufl. Basel – Freiburg – Paris – London – New York: Karger, 2000.

Gutmann G. Funktionelle Pathologie und Klinik der Wirbelsäule. Band 1: Die Halswirbelsäule. In: Gutmann G (Hrsg.), Biedermann H. Teil 2: Allgemeine funktionelle Pathologie und klinische Syndrome. Stuttgart – New York: Fischer, 1984.

Haase J. Haltung und Bewegung und ihre spinale Kontrolle. In: Gauer OH, Kramer K, Jung J. Physiologie des Menschen. Bd. 14: Sensomotorik. München – Berlin – Wien: Urban & Schwarzenberg, 1976. S. 99–185.

Hebb D. The organization of behavior. A neuropsychological theory. Mahwah, NJ: Erlbaum Books, 2002; (Nachdruck der Ausgabe New York 1949).

Henatsch HD. Bauplan der peripheren und zentralen sensomotorischen Kontrollen. In: Gauer OH, Kramer K, Jung J. Physiologie des Menschen. Bd.14: Sensomotorik. München – Berlin – Wien: Urban & Schwarzenberg, 1976. S. 193–263.

Herschkowitz N. Frühe Entwicklung von Gehirn und Verhalten. Manuskript zum Vortrag, Dresden 2003 (beim Verfasser).

Herschkowitz N. Das Gehirn. 2. Aufl. Freiburg – Basel – Wien: Herder, 2008.

Hooker D. The Prenatal Origin of Behavior. Lawrence, KA: University of Kansas Press, 1952.

Hopkins B, Prechtl HFR. A qualitative approach to the development of movements during early infancy. In: Prechtl HFR (ed.). Continuity of neural functions from prenatal to postnatal life. Clinics in Developmental Medicine 94; Oxford, UK: Blackwell Scientific Publications, 1984. p. 179–97.

Humphrey T. Some correlations between the appearance of human fetal reflexes and the development of nervous system. Progress in Brain research 1964; 4: 93–135.

Illert M. Moderne Arbeitsweise der Motoneurone. Vortrag beim Jahreskongress der DGMM in Potsdam, Physiologisches Institut der Uni Kiel, 2008.

Illert M, Kuhtz-Buschbeck JP. Motorisches System. In: Schmidt RF, Schaible HG (Hrsg). Neuro- und Sinnesphysiologie. 5. Aufl. Heidelberg: Springer, 2006. S. 94–130.

Illingworth RS. The development of the infant and young child: normal and abnormal. Edinburgh: Churchill Livingstone, 1987.

Iwayama K, Eishima M. Neonatal sucking behavior and its development until 14 months. Early Human Development 1997; 47: 1–9.

Janda V. Manuelle Muskelfunktionsdiagnostik. München: Elsevier, 2000.

Jürgens U. Neuronal pathways underlying vocal control. Neuroscience and Biobehavioral Reviews 2002; 26(2): 235–258.

Kaada B. Sudden Infant Death Syndrome. The Possible Role of 'the Fear Paralysis Reflex'. Oslo: Norwegian University Press, 1986. pp. 56.

Kaada B. Fear paralysis – still a possible cause of crib death. Tidsskr Nor Laegeforen 1995; 115(7): 848–852.

Karch D, Schulz P, Haberfellner H, Berger W. Bobath und Vojta – Dissens und Konsens – Krankengymnastik auf neurophysiologischer Grundlage zur Frühbehandlung von zerebralen Bewegungsstörungen. In: Voß vH (Hrsg). Sozialpädiatrie aktuell. Mainz: Kirchheim, 2002. S. 227–84.

Katona F. How primitive is the Moro reflex? Eur J Paediatr Neurol 1998; 2(2): 105–106.

Kesper G, Hottinger C. Mototherapie bei Sensorischen Integrationsstörungen: Eine Anleitung zur Praxis. 7. Aufl. München: Reinhardt, 2007.

Kolster B, Ebelt-Paprotny G. Leitfaden Physiotherapie. 3. Aufl. Lübeck-Stuttgart-Jena-Ulm: Fischer, 1998.

Konrad K, Fink GR. Entwicklung von Wahrnehmungs- und Aufmerksamkeitsprozessen. In: Herpertz-Dahlmann B et al. Entwicklungspsychiatrie. 2. Aufl. Stuttgart – New York: Schattauer, 2008. S. 161–94.

Krüll M. Die Geburt ist nicht der Anfang. Die ersten Kapitel unseres Lebens – neu erzählt. Stuttgart: Klett-Cotta, 1990.

Kuhlmann KA, Burns KA, Depp R, Sabbagha RF. Ultrasonic imaging of normal fetal response to external vibratory acoustic stimulation. Am J Obstet Gynecol 1988; 158: 47–51.

Largo RH. Wachstum und Entwicklung. In: Herpertz-Dahlmann B et al. Entwicklungspsychiatrie. 2. Aufl. Stuttgart – New York: Schattauer, 2008. S. 118–53.

Lewit K. Manuelle Medizin. 7. Aufl. Heidelberg – Leipzig: J. A. Barth, 1997.

Luhmann HJ. Sensomotorische Systeme: Körperhaltung und Bewegung. In: Klinke R, Pape H-C, Kurtz A, Silbernagel S. Physiologie. 6. Aufl. Stuttgart – New York: Thieme, 2010. S. 757–886.

Magnus R, De Kleijn A. Die Abhängigkeit des Tonus der Extremitätenmuskeln von der Kopfstellung. Pflügers Archiv für Physiologie 1912; 145: 455–548

Martin S. Der kongenitale muskuläre Schiefhals. Eine manualmedizinische Indikation? ManMed 2010; 48(2): 102–106.

McPhillips M, Hepper PG, Mulhern G. Effects of replicating primary-reflex movements on specific reading difficulties in children: a randomized, double-blind, controlled trial. Lancet 2000; 355: 537–541.

Michaelis R, Asenbauer C, Buchwald-Saal M, Haas G, Krägeloh-Mann I. Transitory neurological findings in a population of risk infants. Early Hum Develop 1993; 34: 143–53.

Michaelis R, Niemann G. Entwicklungsneurologie und Neuropädiatrie. 3. Aufl. Stuttgart – New York: Thieme, 2004.

Michaelis R, Niemann G. Entwicklungsneurologie und Neuropädiatrie. 4. Aufl. Stuttgart – New York: Thieme, 2010.

Michaelis R, Berger R. Neurologische Basisuntersuchung für das Alter von 0–2 Jahren. Ein Konsensusvorschlag. Monatsschrift Kinderheilkunde 2007; 155: 506–513.

Muir D, Field T. Newborn infants orient to sounds. Child Dev 1979; 50: 4311–4336.

Okado N, Kojima T. Ontogeny of the central nervous system, neurogenesis, fibre connection, synaptogenesis and myelination in the spinal cord. In: Prechtl HFR. Continuity of Neuronal Function. Spastics international medical Publications 1984; 31–45.

Ornitz EM. Developmental aspects of neurophysiology. In: Lewis M (ed.) Child and Adolescent Psychiatry. 2nd ed. Baltimore: Williams & Wilkins, 1996. p. 39–51.

Paus T. Primate anterior cingulate Cortex: where motor control, drive and cognition interface. Nat Rev Neurosci 2001 Jun; 2(6): 417–424.

Peiper A. Die Eigenart der kindlichen Hirntätigkeit. 3. Aufl. Leipzig: VEB Thieme, 1963.

Philippi H, Faldum A, Jung T, Bergmann H et al. Patterns of postural asymmetry in infants: a standardized video-based analysis. Eur J Pediatr Mar 2006; 165(3): 158–164.

Prechtl HFR. Continuity and change in early development. In: Prechtl HFR: Continuity of Neuronal Function. Spastics international medical Publications 1984; 1–15.

Prechtl, HFR. Development of postural control in infancy. In: von Euler C, Forssberg H, Lagercrantz H (eds.). Neurobiology of Early Infant Behavior. Wenner-Gren International Symposia Series; London: MacMillan Press 1989; 55: 59–68.

Prechtl HFR. The importance of fetal movements. In: Connolly KJ, Forssberg H. Neurophysiology and Neuropsychology of Motor Development. London: Mac Keith Press, 1997. p. 42–77.

Preyer W. Spezielle Physiologie des Embryos. Leipzig: Griebens, 1885.

Putz R. Rückenmuskeln. In: Benninghoff A, Goerttler K. Lehrbuch der Anatomie des Menschen. Bd. 1 Allgemeine Anatomie und Bewegungsapparat. 15. Aufl. München – Berlin: Urban & Schwarzenberg, 1994. S. 28.

Rizzolatti G, Arbib MA. Language within your grasp. Trends Neurosci 1998; 21: 188–194.

Rizzolatti G, Craighero L. The mirror-neuron system. Annu Rev Neurosci 2004; 27: 169–192.

Rochat P. Self-perception and action in infancy. Exp Brain Res 1998 Nov; 123(1–2): 102–109.

Rohen JW. Funktionelle Anatomie des Nervensystems. 4. Aufl. Stuttgart – New York: Schattauer, 1985.

Rose C. Genetische und epigenetische Einflüsse auf die Entwicklung der Amygdala und des emotionalen Verhaltens – Untersuchungen an drei Mäusestämmen. Dissertation. Magdeburg: Otto-von-Guericke-Universität, Fakultät für Naturwissenschaften, 2006.

Rothenberger A, Banaschewski T, Siniatchkin M, Heinrich H. Entwicklungsneurophysiologie. In: Herpertz-Dahlmann B et al. Entwicklungspsychiatrie. 2. Aufl. Stuttgart – New York: Schattauer, 2008. S. 55–88.

Rüdiger W. Lehrbuch der Physiologie. 3. Aufl. Berlin: Volk und Gesundheit, 1978.

Saborowski R. Über die Beeinflussung der Lagewahrnehmung und des visuellen Systems mittels Überdruck- und Unterdruck auf den Unterkörper. Inauguraldissertation. Gießen: Justus-Liebig-Universität, Fachbereich Psychologie, 2001.

Sacher R. Die geburtstraumatische Gefährdung der infantilen (Hals-)Wirbelsäule. päd 2003; 9: 222–225.

Sacher R. Die postnatale Entwicklung des frontalen Kondylen-Gelenkachsenwinkels C0/C1. Röfo 2004; 176: 847–851.

Sacher R, Wuttke M, Göhmann U. Wenn Babys auf Reisen gehen. Rückhaltesysteme für Säuglinge in Fahrzeugen. pädiatr prax 2007; 70: 343–350.

Sacher R. Zur Biomechanik der HWS. ManMed 2008(1); 46(2): 99–104.

Sacher R. Gefährdungen der kindlichen Wirbelsäule. DHZ 2008(2); 10: 23–27.

Sacher R. Aspekte der Halte- und Stellsteuerung im Säuglingsalter. ManMed 2009; 47(5): 297–303.

Sacher R, Michaelis R. Dynamik und Funktion angeborener Fremdreflexe: 1. Moro- und Startle-Reflex. pädiatr prax 2011; 77(1): 9–19.

Sacher R, Michaelis R. Dynamik und Funktion angeborener Fremdreflexe: 2. Saugreflex und Galant-Reflex. pädiatr prax 2011; 77: 207–214.

Sacher R, Michaelis R. Dynamik und Funktion angeborener Fremdreflexe: 3. Aspekte der Halte- und Stellsteuerung. pädiatr prax 2011; 77: 371–382.

Sachs-Kamenz M. Konzepte der neueren Säuglingsforschung und ihre Bedeutung für die Psychomotorische Therapie – eine Literaturstudie. Diplomarbeit. Köln: Deutsche Sporthochschule, 2001.

Schaefer KP. Vestibularapparat. In: Gauer OH, Kramer K, Jung J. Physiologie des Menschen. Bd. 12. München – Berlin – Wien: Urban & Schwarzenberg, 1972. S. 155–214.

Schaltenbrand G. Normale Bewegungs- und Lagereaktionen bei Kindern. Journal of Neurology 1925; 87(1–3): 23–59.

Schlinzig T, Johansson S, Gunnar A et al. Epigenetic modulation at birth – altered DNA-methylation in white blood cells after Caesarean section. Acta Paediatrica 2009; 98: 1096–1099.

Schlotmann A, Teuchert-Noodt G. Mütterliches Verhalten während der Schwangerschaft und sein Einfluss auf die kognitive Entwicklung des Kindes. ZPPM 2010; 8 (3): 77–91.

Schmidt RF. Bewegung und Handlung. In: Birbaumer N, Schmidt RF (Hrsg). Biologische Psychologie. 4. Aufl. Heidelberg: Springer, 1999.

Seifert I. Kopfgelenksblockierungen bei Neugeborenen. Rehabilitacia (Suppl) 1975; 10/11: 53–56.

Seifert I. Behandlung der Hüftdysplasie. ManMed 1996; 34: 146–147.

Sherrington CS. The Integrative Action of the Nervous System. Cambridge: University Press 1947.

Shiland BJ. Mastering Healthcare Terminology. 2nd edition, 1. St. Louis: Mosby, 2006.

Sitka U. The startle reaction of the newborn infant. Zentralbl Gynäkol 1990; 112(14): 911–919.

Speer CP, Gahr M. Pädiatrie. 3. Aufl. Heidelberg – New York: Springer, 2009.

ten Bruggencate G, Dieringer N. Sensomotorische Systeme: Körperhaltung, Bewegung und Blickmotorik. In: Klinke R, Pape H-Ch, Silbernagel S. Physiologie. 5. Aufl. Stuttgart – New York: Thieme, 2005. S. 735–834.

Teuchert-Noodt G, Lehmann K. Entwicklungsneuroanatomie. In: Herpertz-Dahlmann B et al. Entwicklungspsychiatrie. 2. Aufl. Stuttgart – New York: Schattauer, 2008. S. 22–40.

Tijssen, MAJ, Shiang R, van Deutekom J, Boerman RH et al. Molecular genetic reevaluation of the Dutch hyperekplexia family. Archives of Neurology 1995; 52 (6): 578–582.

Tomatis, AA. Klangwelt Mutterleib. Die Anfänge der Kommunikation zwischen Mutter und Kind. München: Kösel, 1994.

Uvnäs-Moberg K, Petersson M. Oxytocin, ein Vermittler von Antistress. Wohlbefinden, soziale Interaktion, Wachstum und Heilung. Zeitschrift für Psychosomatische Medizin und Psychotherapie 2005; 51(1): 57.

Vanderwolf CH, Bland BH, Whishaw JQ. Diencephalic, hippocampal and neocortical mechanism in voluntary movement. In: Maser JD (ed). Efferent Organization and Integration of Behavior. New York – London: Academic Press, 1973.

van Heteren CF, Boekkooi PF, Jongsma HW, Nijhuis JG. Fetal learning and memory. Lancet 2000; 356: 1169–1170.

Vigevano F, Di Capua M, Dalla Bernardina B. Startle disease: an avoided cause of sudden infant death. Lancet 1989; 28; 1(8631): 216.

Vojta V, Peters A. Das Vojta-Prinzip. 2. Auflage. Berlin – Heidelberg – New York: Springer, 1997.

Vojta V. Die zerebralen Bewegungsstörungen im Säuglingsalter. 5. Aufl. Stuttgart: Enke, 1988.

von Klitzing K. Reaktive Bindungsstörungen. Berlin – Heidelberg – New York: Springer, 2009.

von Knorring AL, Söderberg A, Austin L et al. Massage decreases aggression in preschool children: a long-term study. Acta paediatr 2008; 97: 1265–1269.

Voss H. Tabelle der absoluten und relativen Muskelspindelzahlen der menschlichen Skelettmuskulatur. Anatom Anz 1971; 129: 562–572.

Vossen A. Die Früherfassung zerebral geschädigter Kinder. Dt Ärzteblatt 1971; 68: 3136–3144.

Weiß T. Zentralnervensystem. In: van den Berg F. Angewandte Physiologie. Stuttgart – New York: Thieme, 2000. S. 297–374.

Wieser S, Domanowsky K. Behavior pattern of infant in startle; startle pattern & Moro reflex. Arch Psychiatr Nervenkr Z Gesamte Neurol Psychiatr 1959; 198(3): 257–266.

Wolff HD. Neurophysiologische Aspekte des Bewegungssystems. 3. Aufl. Berlin – Heidelberg – New York: Springer, 1996.

Wyke B. The neurological basis of movement – a developmental review. In Holt KS (ed.). Movement and Child Development. London: William Heinemann medical Books, 1975. p. 19–33.

Zenner HP. Gleichgewicht. In: Schmidt F, Schaible H-G. Neuro- und Sinnesphysiologie. 5. Aufl. Heidelberg: Springer, 2006. S. 312–327.

Abbildungsverzeichnis

Der Verweis auf die jeweilige Abbildungsquelle befindet sich bei allen Abbildungen im Werk am Ende des Legendentextes in eckigen Klammern.

E545 Betsy J. Shiland: Mastering Healthcare Terminology, 2nd edition 2006, Mosby Elsevier

F789-002 Robby Sacher: Aspekte der Halte- und Stellsteuerung im Säuglingsalter, in: Manuelle Medizin, Volume 47, Issue 5, October 2009, with kind permission from Springer Science & Business Media

G677 Brown KJ, Omar T, O'Regan M (1997). Brain Development and the Development of Tone and Movement. In: Connolly KJ, Forssberg H. Neurophysiology and Neuropsychology of Motor Development. London: Mac Keith Press

L106 Henriette Rintelen, Velbert.

P325 Dr. Marc Wuttke, Dortmund

P326 Dr. Robby Sacher, Dortmund

O1061 Petra Becker, Xanten

Register